图解 百姓天天养生丛书

健康顺时生活

王洪磊 / 编著

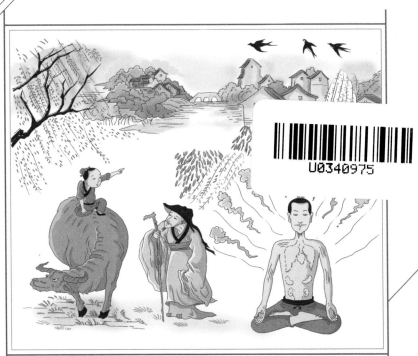

春分 清明 谷雨 篇

养生专家 ✚ 阴阳平衡百病消 ✚ 海量丰富资料，通俗易懂
精校细勘　　512幅手绘精解　　速查全图解

天津出版传媒集团

天津科学技术出版社

图书在版编目（CIP）数据

健康顺时生活. 春分清明谷雨篇 / 王洪磊编著. ——
天津：天津科学技术出版社，2021.5
（图解百姓天天养生丛书）
ISBN 978-7-5576-8959-9

Ⅰ.①健… Ⅱ.①王… Ⅲ.①二十四节气－关系－养
生（中医）Ⅳ.①R212

中国版本图书馆 CIP 数据核字（2021）第064045号

健康顺时生活. 春分清明谷雨篇
JIANKANG SHUNSHI SHENGHUO CHUNFEN QINGMING GUYU PIAN

策划编辑：刘丽燕　张　萍
责任编辑：孟祥刚
责任印制：兰　毅

出　　版：天津出版传媒集团
　　　　　天津科学技术出版

地　　址：天津市西康路 35 号
邮　　编：300051
电　　话：（022）23332490
网　　址：www.tjkjcbs.com.cn
发　　行：新华书店经销
印　　刷：三河市兴国印务有限公司

开本　787×1092　1/16　印张　16　字数 200 000
2021年5月第1版第1次印刷
定价：38.00 元

　　可喜可贺！2016年11月30日，中国的二十四节气被联合国教科文组织列入人类非物质文化遗产名录，被称为中国的"第五大发明"。二十四节气，蕴含着中国人的伟大智慧，具有很强的文化价值。

　　"春雨惊春清谷天，夏满芒夏暑相连。秋处露秋寒霜降，冬雪雪冬小大寒。"这是我国古代劳动人民在长期的生产和生活实践中总结出来的二十四节气歌诀。生命如花，人的身体就像是一朵顺应自然而春生夏放、秋谢冬衰的花朵。面对自然衰老，人们无法抗拒。面对各种可能的侵袭，客观来说，也不是每一次、每个人都能幸运躲避的。但是，这并非说人不能有所作为。一个人如果能顺应自然，遵循自然变化的规律，做到起居有常，劳逸结合，使生命过程的节奏随着时间、空间和四时气候的改变而进行调整，就能使其达到健运脾胃，调养后天，延年益寿的目的。

　　基于此，本书汲取了传统中医名著《黄帝内经》的精髓，从独特新颖的视角指明了二十四节气养生的规律。《黄帝内经》成书于春秋战国时期，是影响中国社会数千年文明历史的医学典籍，倡导"夫四时阴阳者，万物之根本也，所以圣人春夏养阳，秋冬养阴，以从其根，故与万物沉浮于生长之门。逆其根，则伐其本，坏其真矣"。此乃古人对四时调摄之宗旨，告诫人们要顺应四时养生，遵循自然界循序渐进的变化过程，在由内到外的精心保养中，让体质得以增强，让疾病得以预防，让生命得以颐养。

　　本书从四季调养的角度出发，脉络清晰、内容翔实地解析各个季节的不同气候特点以及易发、多发疾病，从养、治的角度对各个季节特点进行养生总则说明，还涉及经络与穴位养生、中药养生、情志养生、运动养生等方方面面的内容，为你构建一个综合的保健体系。

　　最后说说我的由衷之言：

　　其一，本书汲取并融合了传统中医名著《黄帝内经》的精髓，从独特新颖的视角分解了二十四节气养生的规律。

　　其二，本书以简洁通俗的文字，生动有趣的漫画，将最实用的时令养生精髓跃然纸上，让大众养生学习变得轻松、自如、有趣起来。希望你在袅袅茶香里捧读此书时，它能便捷地激活生命的健康密码！定会让你有所获，有所得。

编　者

2020年8月

第一章

春分节气话养生

图解百姓天天养生丛书

健康顺时生活春分清明谷雨篇

第二章

清明节气话养生

第三章

谷雨节气话养生

第四章

按摩导引吐纳

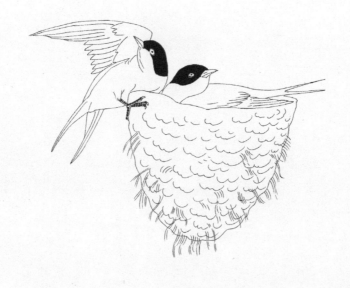

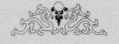

第一章

春分节气话养生

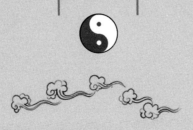

春分节气思维导图

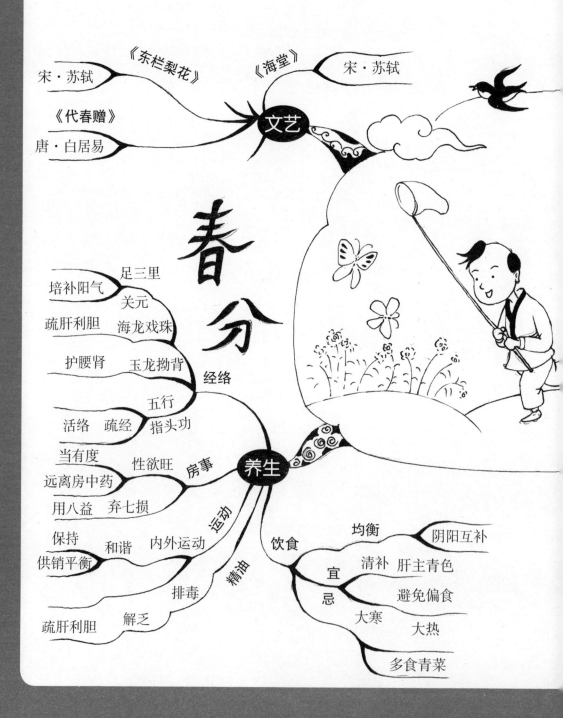

《东栏梨花》

宋·苏轼

《海堂》

宋·苏轼

文艺

《代春赠》

唐·白居易

春分

足三里

培补阳气

关元

疏肝利胆

海龙戏珠

护腰肾

玉龙拗背

经络

五行

活络　疏经　指头功

当有度

性欲旺

房事

养生

远离房中药

弃七损

用八益

运动

保持

和谐

内外运动

饮食

均衡

阴阳互补

供销平衡

宜

清补

肝主青色

忌

避免偏食

精油

大寒

排毒

大热

疏肝利胆

解乏

多食青菜

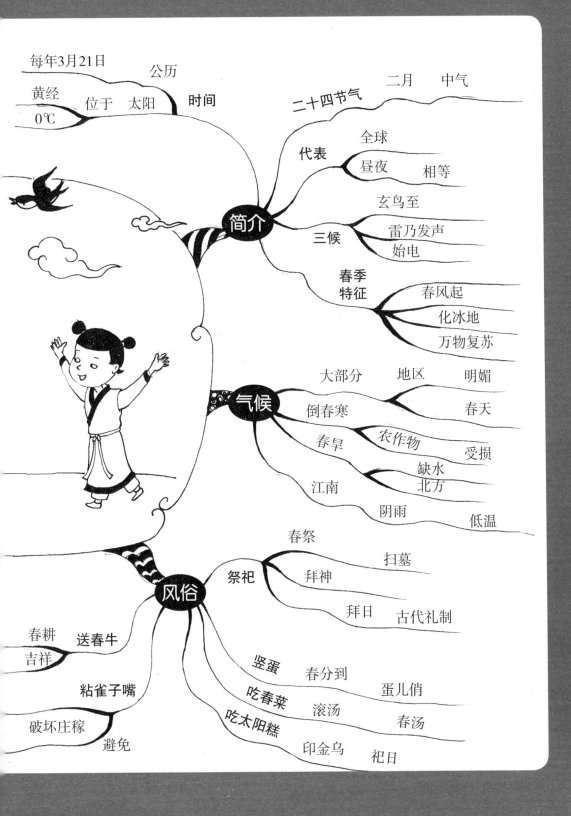

每年3月21日　　公历

黄经　　位于　　太阳　　时间　　　　二十四节气　　二月　　中气

0℃

代表　　全球

昼夜　　相等

简介

玄鸟至

三候　　雷乃发声

始电

春季
特征　　春风起

化冰地

万物复苏

大部分　　地区　　明媚

气候　　倒春寒　　　　　　春天

春旱　　农作物　　　　受损

缺水

江南　　北方

阴雨　　　　低温

春祭

祭祀　　拜神　　扫墓

风俗　　　　拜日　　古代礼制

春耕　　送春牛

吉祥　　　　　　竖蛋　　春分到

蛋儿俏

粘雀子嘴　　吃春菜　　滚汤

春汤

破坏庄稼　　吃太阳糕

避免　　　　印金乌　　祀日

春分节气要知晓

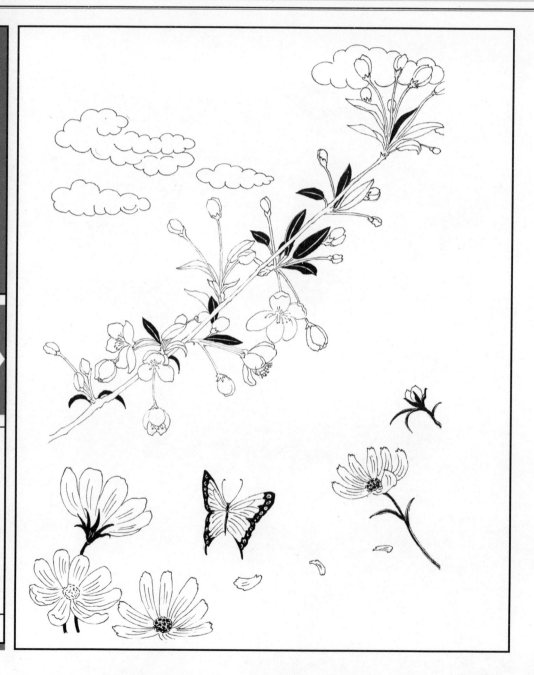

星象物候

春分属于中气，为建卯之月

　　春，表示季节；分，划分之意。春分之日，太阳位于黄经0°，北斗七星的斗柄正指向东，即90°，古人称为卯的方向。

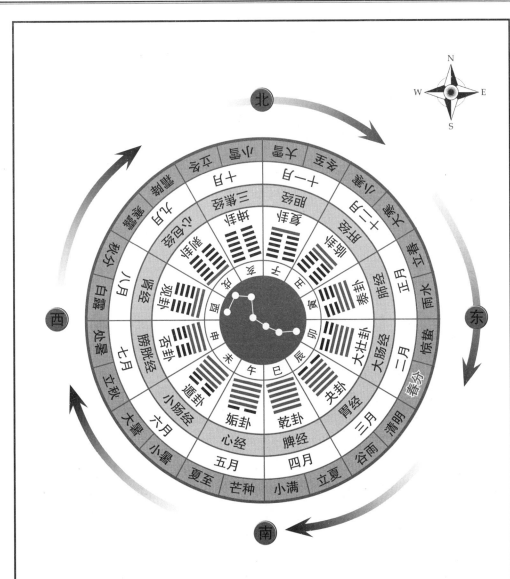

　　春分，最早在尧典中被称为"日中"，在礼记中被称为"日夜分"，两种称呼都表明了在这一天是昼夜等分的。

卯月，春风不动地不开

时值春分，有农谚说，"春风起，化冰地"，又说"春风不动地不开"。意思是说，春分之后，和煦的春风吹醒大地，土壤解冻，万物复苏，世间万物皆沐浴在春风中。

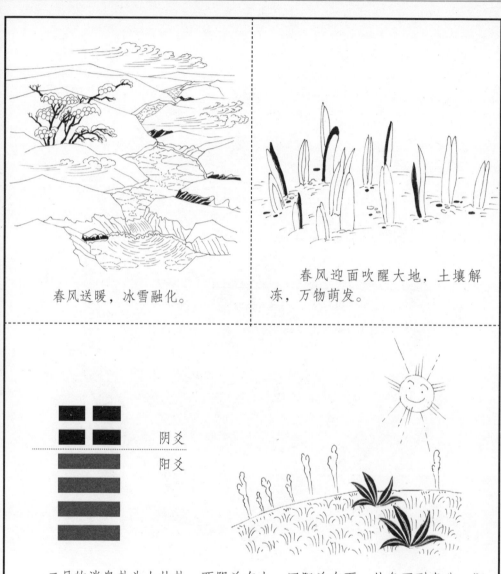

春风送暖，冰雪融化。

春风迎面吹醒大地，土壤解冻，万物萌发。

阴爻

阳爻

二月的消息卦为大壮卦。两阴爻在上，四阳爻在下。从冬至到春分，阳气不断上升。此卦象表明阴阳平衡已到尽头，上升的阳气已经开始要超过阴气了，人们能够明显地感到春天的温暖了。

春分三候

一候玄鸟至，二候雷乃发声，三候始电。

一候玄鸟至

玄鸟就是燕子，属于季节性候鸟，春分时节北方天气变暖，在南方越冬的燕子又飞回北方，衔草含泥筑巢居住，又开始新一年的生活。

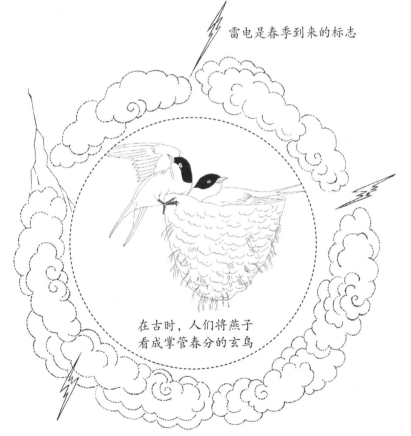

雷电是春季到来的标志

在古时，人们将燕子看成掌管春分的玄鸟

二候雷乃发声

虽说惊蛰有雷声，可是真正多雨的时节是在春分，这个时候天气转暖，雨水增多，空气潮湿。

三候始电

由于雨量渐多，往往会伴随着雷声和闪电。

图解百姓天天养生丛书

第一章 春分节气话养生

春分花信风

一候海棠花，二候梨花，三候木兰花。

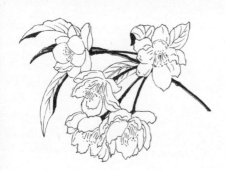

一候海棠花

海棠花姿潇洒，花开似锦，自古以来是雅俗共赏的名花，素有"花中神仙""花贵妃"之称。

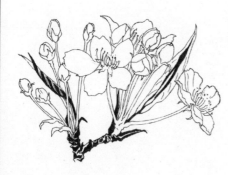

二候梨花

梨花冰姿玉骨，比起桃花、杏花，甚是低调。梨花的美，在于那一抹不添任何颜色的素净和那阵阵幽香，似雪却是春。

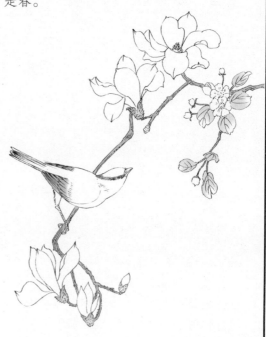

三候木兰花

木兰花古称为"辛夷"。木兰花开满树洁白，毫无杂色，让人陡生敬仰之感。

海堂
宋代·苏轼

东风袅袅泛崇光，香雾空蒙月转廊。
只恐夜深花睡去，故烧高烛照红妆。

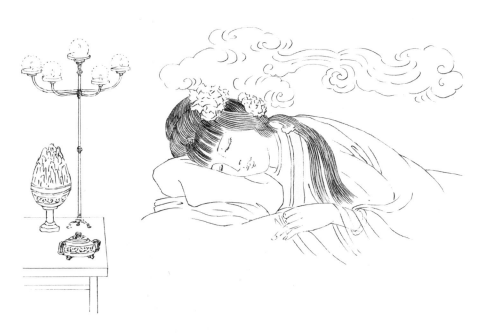

袅袅的东风吹拂暖意融融，春色更浓。花朵的香气融在朦胧的雾里，而月亮已经移过了院中的回廊。只害怕夜深人静花儿独自开放无人欣赏，特意点燃蜡烛来照亮海棠的美丽姿容。

图解百姓天天养生丛书

第一章 春分节气话养生

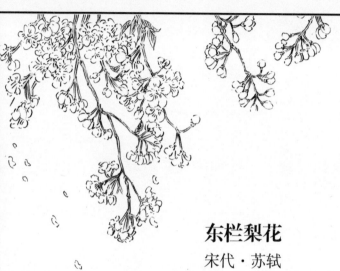

东栏梨花

宋代·苏轼

梨花淡白柳深青，柳絮飞时花满城。

惆怅东栏一株雪，人生看得几清明。

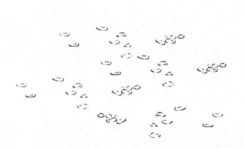

　　如雪般的梨花淡淡的白，柳树也已长得郁郁葱葱，柳絮飘飞的时候梨花也已开满城。我的心情惆怅，恰如东栏旁那一株白如雪的梨花，又有几人能看清这纷杂的世俗人生。

代春赠

唐代·白居易

山吐晴岚水放光，辛夷花白柳梢黄。

但知莫作江西意，风景何曾异帝乡。

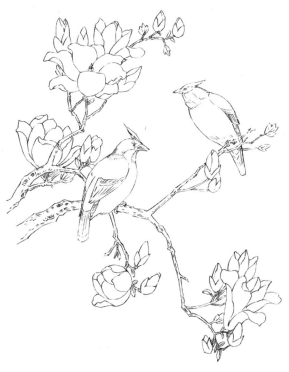

　　轻薄的雾气盘绕在远处的山间，山下的河水泛着粼粼波光。河边开着白色的辛夷花，柳树也抽出了嫩黄色的枝条。虽然知道这里已经不是江西的地界，但是这秀丽的风景跟故土又有谁能分得清呢。

天气

乍暖还寒燕归巢

　　春分过后气温一天比一天高，雨水量也逐渐增多。但此时常有冷空气自北方南下，气温极不稳定，风时风多而强，因此说是乍暖还寒。

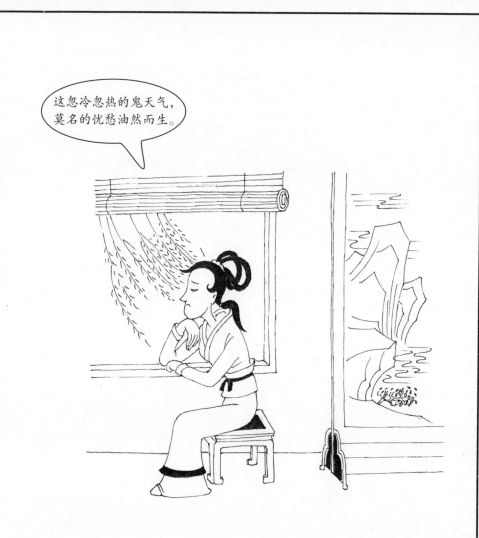

这忽冷忽热的鬼天气，莫名的忧愁油然而生。

　　李清照《声声慢》词："寻寻觅觅，冷冷清清，凄凄惨惨戚戚。乍暖还寒时候，最难将息。"
　　刘清夫《玉楼春》词："柳梢绿小眉如印。乍暖还寒犹未定。"

农时

春分有雨家家忙

　　春分时，我国大部分地区都是播种时节。故有农谚说，"惊蛰到春分，下种莫放松""春分有雨家家忙，先种瓜豆后插秧"。

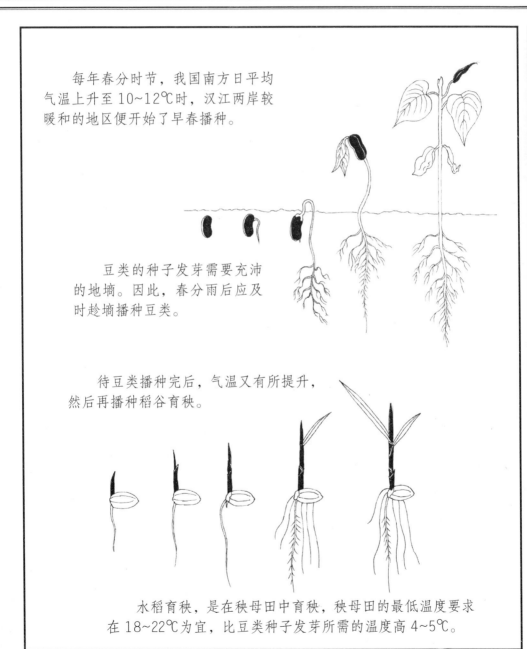

每年春分时节，我国南方日平均气温上升至 10~12℃时，汉江两岸较暖和的地区便开始了早春播种。

豆类的种子发芽需要充沛的地墒。因此，春分雨后应及时趁墒播种豆类。

待豆类播种完后，气温又有所提升，然后再播种稻谷育秧。

水稻育秧，是在秧母田中育秧，秧母田的最低温度要求在 18~22℃为宜，比豆类种子发芽所需的温度高 4~5℃。

春分农事三注意

一、防冻防旱，二、防倒春寒，三、排涝防洪。

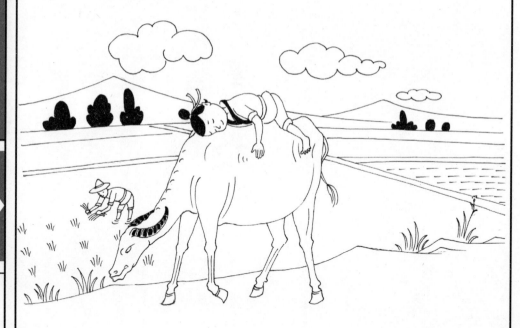

　　春分时节，我国多数地区此时杨柳青青，草长莺飞、小麦拔节、油菜花香。但在东北、华北、西北地区，抗御春旱是春分时节最重要的事情。华北地区要加强春旱、冻害。俗话说："春分雪，闹麦子。"是说春分下雪对麦子的危害极大。所以农作物要选用抗寒良种，播种深度要合理，增施钾肥，灌水等。

　　"前春暖，后春寒"，不仅会使早稻、已播棉花、花生等作物烂种、烂秧或死苗，还会影响油菜的开花受粉，以及使角果发育不良，降低产量。有时还会影响小麦孕穗，造成严重的农作物灾害。

　　春分时节，长江以南地区会进入"桃花汛"期，降雨量迅速增多，要注意做好清沟沥水、排涝防洪工作。

春分主要民俗

立春蛋：春分立蛋是我国民间的一个传统节日。据史料记载，春分"立蛋"的传统起源于4000年前的中国，以庆祝春天的来临。

吃春菜：春菜是一种野苋菜，乡人称之为"春碧蒿"。逢春分那天，全村人都去采摘春菜。

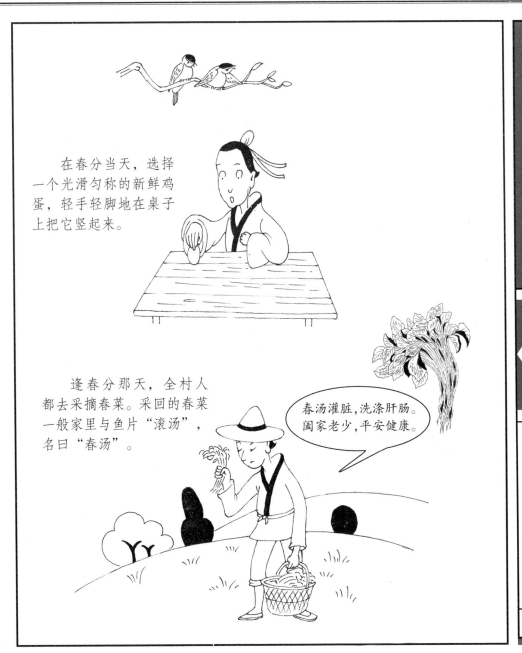

在春分当天，选择一个光滑匀称的新鲜鸡蛋，轻手轻脚地在桌子上把它竖起来。

逢春分那天，全村人都去采摘春菜。采回的春菜一般家里与鱼片"滚汤"，名曰"春汤"。

春汤灌脏，洗涤肝肠。阖家老少，平安健康。

送春牛：春分来临，便会出现挨家送春牛图的景象。

粘雀子嘴：春分这一天，每家农户都要吃汤圆，而且还要把不用包心的汤圆十多个或二三十个煮好，用细竹叉穿着置于室外田边地坎，名曰粘雀子嘴，免得雀儿来破坏庄稼。

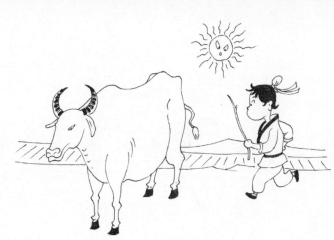

　　送图者都是些民间善言唱者，主要说些春耕吉祥不违农时的话，每到一家更是即景生情，见啥说啥，说得主人乐而给钱为止。言词虽随口而出，却句句有韵动听。俗称"说春"，说春者便叫"春官"。

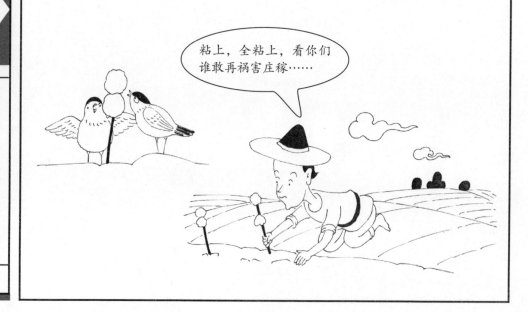

粘上，全粘上，看你们谁敢再祸害庄稼……

春祭：二月春分，开始扫墓祭祖，也叫春祭。扫墓前先要在祠堂举行隆重的祭祖仪式，杀猪、宰羊，请鼓手吹奏，由礼生念祭文，带引行三献礼。

吃太阳糕：清代的潘荣陛在《帝京岁时纪胜》中详细记载了北京过中和节的情景："京师于是日以江米为糕，上印金乌圆光，用以祀日，绕街偏巷，叫而卖之，曰太阳鸡糕。"

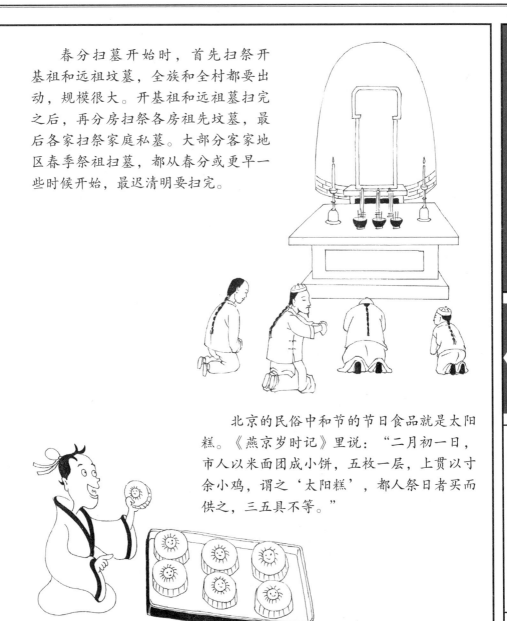

春分扫墓开始时，首先扫祭开基祖和远祖坟墓，全族和全村都要出动，规模很大。开基祖和远祖墓扫完之后，再分房扫祭各房祖先坟墓，最后各家扫祭家庭私墓。大部分客家地区春季祭祖扫墓，都从春分或更早一些时候开始，最迟清明要扫完。

北京的民俗中和节的节日食品就是太阳糕。《燕京岁时记》里说："二月初一日，市人以米面团成小饼，五枚一层，上贯以寸余小鸡，谓之'太阳糕'，都人祭日者买而供之，三五具不等。"

春分养生大攻略

春分防旧病，补虚泄实平衡阴阳

春分养生要点

春分时期，何为"菜花黄，痴子忙"

春来痔不来，春去痔无踪

春分性欲旺，房事当有度

养目护眼在春季，春季眼病早预防

背痛足凉，补足阳气方暖身

春分饮食，忌浊补，宜清补

春分起居养生

春分经络养生

春分精油养生

春分防旧病，补虚泄实平衡阴阳

　　《春秋繁露·阴阳出入上下篇》说："春分者，阴阳相半也，故昼夜均而寒暑平。"意思是春分节气平分了昼夜、寒暑，更为重要的是阴阳。阴阳调和的作用在于：以调理虚、实、盛、弱为目的，扶助虚弱者，减弱制盛者，令其不弱不盛，不虚不实。

调理阴或阳的不平衡

　　黄帝说：阴阳，是自然界的一般规律，是万事万物的纲领，是事物变化的起源，也是新生与消亡的根本，自然界的无穷奥秘都在其中，所以诊断和治疗疾病也必求于阴阳这一根本。

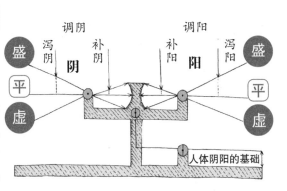

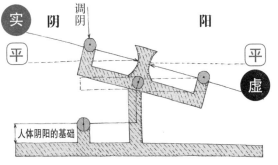

调理阴阳的不平衡

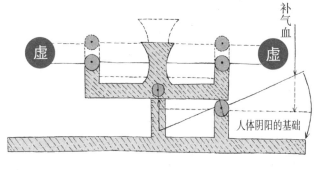

调理阴阳两虚

调和阴阳要顺应自然规律

　　自然界阴阳之气是在不断变化的，但是这种变化是有规律的：阳气轻清上升，阴气重浊下降。而天地的运动就是以阴阳变化为纲领的，所以，明智之人，应顺应这种变化来调养身体。

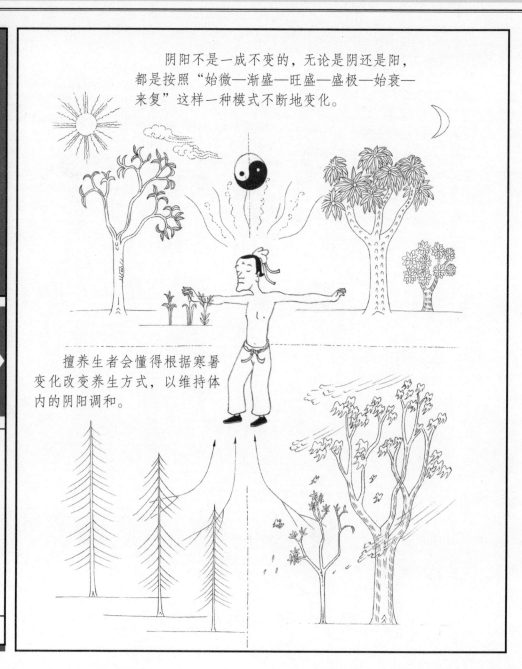

阴阳不是一成不变的，无论是阴还是阳，都是按照"始微—渐盛—旺盛—盛极—始衰—来复"这样一种模式不断地变化。

擅养生者会懂得根据寒暑变化改变养生方式，以维持体内的阴阳调和。

阴阳调和是人体健康之本

　　在人的身体中，阳主外，开发肌肤腠理；阴主内，游走于六腑，归藏于五脏，帮助身体吸收营养，排出糟粕。

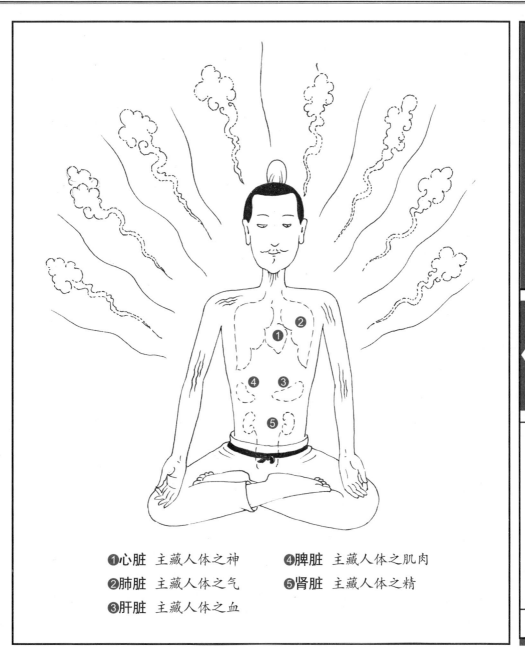

❶**心脏** 主藏人体之神　　　❹**脾脏** 主藏人体之肌肉

❷**肺脏** 主藏人体之气　　　❺**肾脏** 主藏人体之精

❸**肝脏** 主藏人体之血

为何春分易发旧病

　　春分时节，天气变化频繁，温度与湿度往往相差很大，阴阳的平衡极易可能被打破，"冬眠"的宿疾也会不断地"苏醒"，对此应高度警惕。

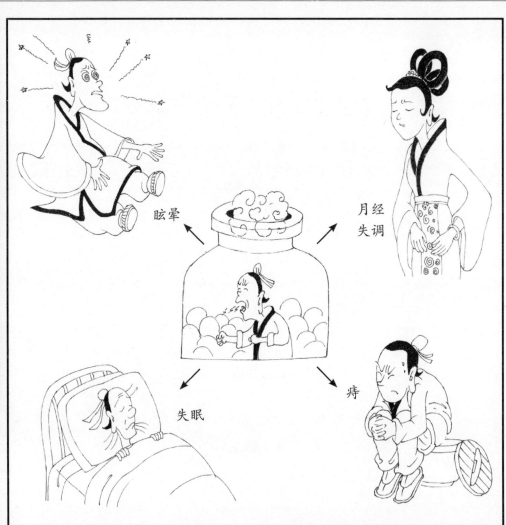

眩晕

月经失调

失眠

痔

　　中医学认为，从立春开始，人的阳气开始从内脏往外走，到了春分，人的气血一半在里面，一半在外面。随着气温的逐渐升高，人体阳气也会越来越盛，当体内大量气血在从里向外走的过程中，最容易出现问题。这就好比身体"堵车"，原来有问题的身体部位，这时候气血运行就会受到阻碍，从而引发心脏病、关节炎等疾病。

春分养生要点

由于春分节气平分了昼夜、寒暑，人们在保健养生时应注意保持人体的阴阳平衡状态。无论在精神、饮食、起居等方面的调摄上，还是在自我保健和药物的使用上都要遵循阴阳平衡规律，以便协调机体内外处于一种平衡状态。

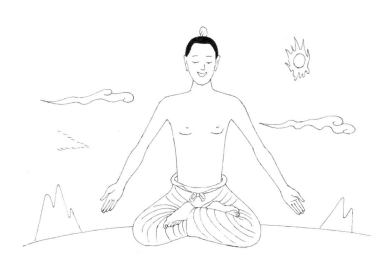

运用阴阳平衡规律，协调机体功能，使机体内外达到平衡状态。

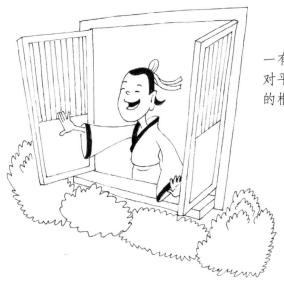

在养生中，如何使人体这一有机的整体始终保持一种相对平静、平衡状态是养生保健的根本。

内外运动和谐一致，保持"供销"平衡

　　《素问·至真要大论》载："谨察阴阳所在而调之，以平为期"，是说人应根据不同时期的阴阳状况，使"内在运动"也就是脏腑、气血、精气的生理运动，与"外在运动"即脑力、体力和体育运动和谐一致，保持"供销"平衡。

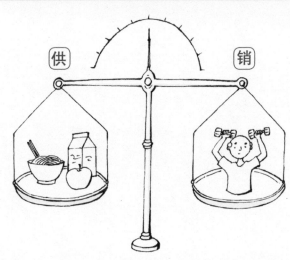

　　顺应这个节气的特点，多做一些户外运动，能使脏腑、气血、精气的生理运动与"外在运动"即脑力、体力和体育运动和谐一致，达到"供销"平衡。

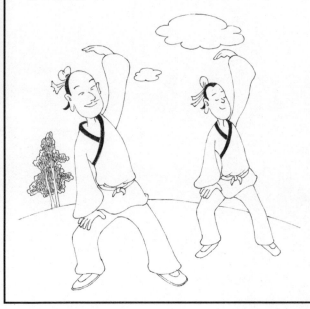

避免不适当运动的出现而破坏人体内外环境的平衡，加速人体某些器官的损伤和生理功能的失调，进而引起疾病的发生。

保持心平气和

　　春季易肝阳上亢，肝脏疏泄功能失调，肝气不疏，郁热化火，就会导致心情不畅，造成心理疾病。所以春分前后，注意避免情绪波动，保持良好心态。

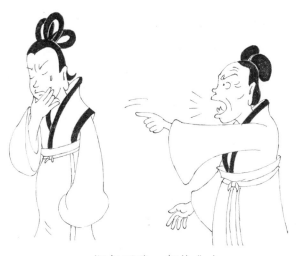

肝气不疏，郁热化火

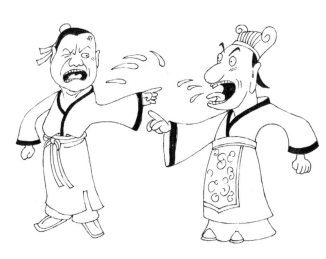

避免情绪波动大，要保持心平气和

春分时期，何为"菜花黄，痴子忙"

　　春天是油菜花盛开的时节，是精神病患复发高峰期。此时，精神病患者往往会感到六神无主、坐卧不安，所以，我国民间素有"菜花黄，痴子忙"的说法。

研究表明，当气温高至26℃，空气湿度大于70％时，人的精神容易疲惫，思维迟钝，烦躁不安，极易激怒。

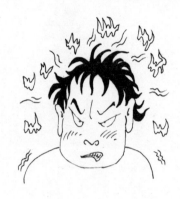

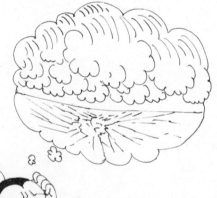

当气温下降，天气阴沉时，人的精神常陷入不知所措、沮丧和抑郁状态，表现为神情恍惚，六神不安。

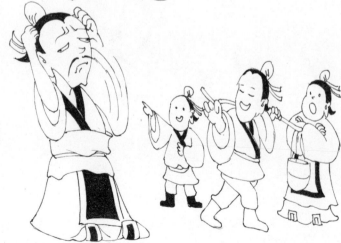

中医论癫狂症

《素问阴阳应象大论》载："怒伤肝，悲胜怒。"《灵枢本神》篇又载："肝，悲哀中则伤魂，魂伤则狂妄不精。"这些论述均说明，当人们心情不畅的时候，自然会影响到肝脏的藏血功能，而如果肝气不舒，郁热化火，最终也会影响到心脏的功能。

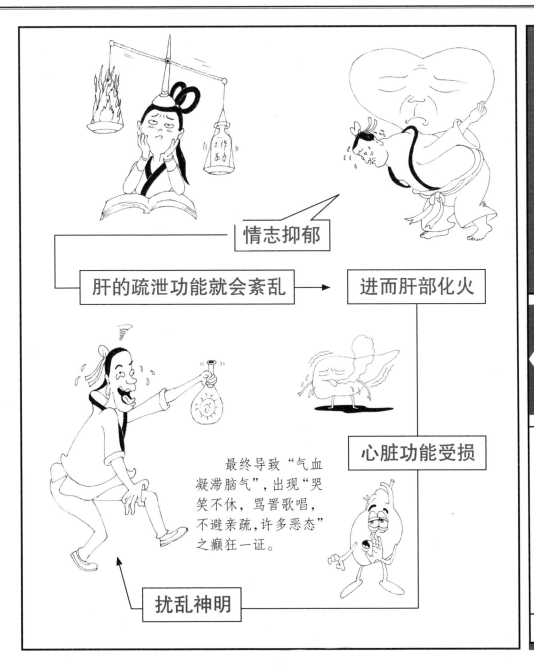

情志抑郁

肝的疏泄功能就会紊乱 → 进而肝部化火

最终导致"气血凝滞脑气"，出现"哭笑不休，骂詈歌唱，不避亲疏，许多恶态"之癫狂一证。

心脏功能受损

扰乱神明

常按太冲、合谷，远离精神疾患

　　春分前后，除了注意避免情绪波动，保持良好的心态外，有时间不妨多按摩与精神疾患相关的穴位以起到舒缓情绪的作用。比如，按揉合谷、太冲两穴，可以有效调理精神疾患。

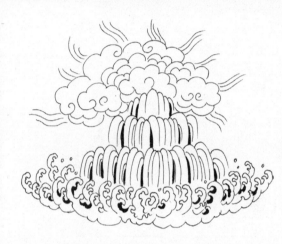

太冲：太，大之意；冲，通道。本穴系肝经之原穴，为肝经大的通道所在。亦元气所居之处，故名之。

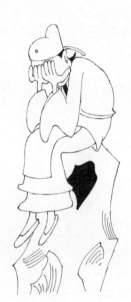

　　在按摩太冲穴前，先用温水泡足，再用左手拇指指腹揉按右太冲穴，3分钟后换右手揉按左太冲穴，反复2~3次。揉按力度以产生酸胀甚至胀痛感为宜。此法适合于有精神分裂症的患者，以及郁闷、焦虑、忧愁难解的人。

　　建议在饭后1小时按摩。
　　注意：凝血障碍者慎用，孕妇禁用。

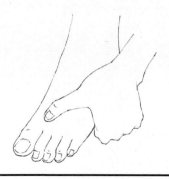

太冲穴是肝经的原穴，起源之所的意思，就是肝经的一个总开关。只要把这个总开关打通了，则肝经整个的气血都会旺盛。

图解百姓天天养生丛书

健康顺时生活春分清明谷雨篇

28

合谷穴是大肠经上的原穴。它不仅是大肠经上的一个总开关，而且还是人体的总开关之一。古人将身体粗分为肚腹、腰背、头颈和颜面四大部位，各部位各有一个总开关，合谷穴负责颜面部分，因此有"颜面合谷收"一说。这个开关打开后，颜面的气血将得到有效的补充。另外，合谷穴具有升清降浊、宣通气血的功能。因此在治疗精神分裂症时不可小觑。

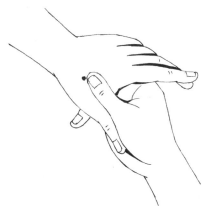

合谷：合，合拢；谷，山谷。此穴在第一、二掌骨之间，二骨相合形如山谷，故名。合谷穴系本经之原穴，同时也是四总穴之一。

注意孕妇不要按摩合谷穴。

右手握住左手，右手拇指屈曲按于合谷穴上，做一紧一松的按压，频率为每分钟30次左右。按压力度以出现酸、麻、胀，甚至有窜到示指端和肘部以上的感觉，即产生"得气"的感觉为好。

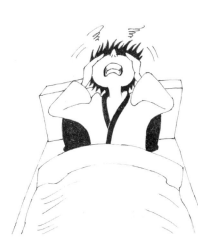

头面部的疾病

如牙龈肿痛、咽喉疼痛、面肌痉挛、面神经炎、三叉神经痛、神经性头痛、脑供血不足等。

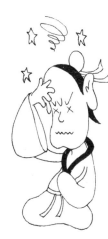

头面合谷收就是用合谷穴主治头面部的疾病。其原理是依据手阳明大肠经、足阳明胃经均循行于头面部，虽然合谷穴属于大肠经，但是中医有同气相求的原理。刺激合谷穴不但可以调动大肠经的经气，也可以调动胃经的经气，所以可用于头面部疾病的治疗。

保持情绪稳定，不要劳神过度

　　由于精神分裂者的发病多与七情有关，因此，保持情绪稳定比什么都重要，同时，还应注意不要劳神过度。下面来看看《太平广记》里的这个故事，就清楚了。

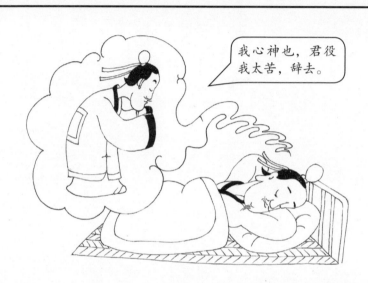

我心神也，君役我太苦，辞去。

　　北齐史官李广编写史书，非常勤奋。有一天晚上，他梦到一个人来向他辞行，这个人对他说："我如此天天勤奋，心神早已不堪重负，我得走了……"

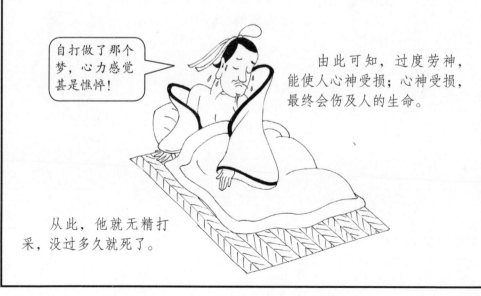

自打做了那个梦，心力感觉甚是憔悴！

　　由此可知，过度劳神，能使人心神受损；心神受损，最终会伤及人的生命。

　　从此，他就无精打采，没过多久就死了。

春来痔不来，春去痔无踪

我国民间素来就有"春发"的说法，意思是许多老毛病一到春季就容易复发。最令患者坐立不安的就是痔疮。一到春天，它们就迫不及待地"登场"了。

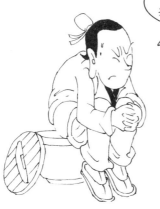

为什么一到春天，痔疮就找上门来？

待到来年春季来临，毛孔张开，阳气开始向外散发，蓄积的内热也"蠢蠢欲动"。内热伤津、津伤液耗，当内热下注肛门，使肠道失润，容易出现便秘，此时如果因排便不畅久蹲，则会使肛门充血，导致痔疮便血。

"冬主藏"，在冬季为了抵御寒邪侵袭，人体毛孔往往处于闭合状态，加上运动过少，体内热量无法排出体外，便在肠胃堆积起来。

归根结底就是吃惹的祸

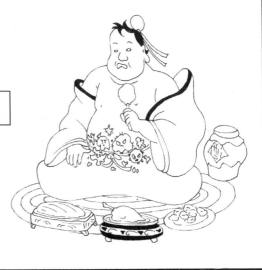

在冬季，人们往往吃得比较好，特别是牛羊肉这些脂多味厚的东西使劲儿地往肚里塞。

菠菜，肠道清热润滑剂

痔疮是由于肠胃内热蓄积所引发的，首要任务是清除肠胃里的积热，让肠胃保持轻松顺畅。怎么清热呢？菠菜无疑是最好的"肠道清热润滑剂"。如《随息居饮食谱》记载："菠菜，开胸膈，润燥活血，大便涩滞及患痔者宜食之。"

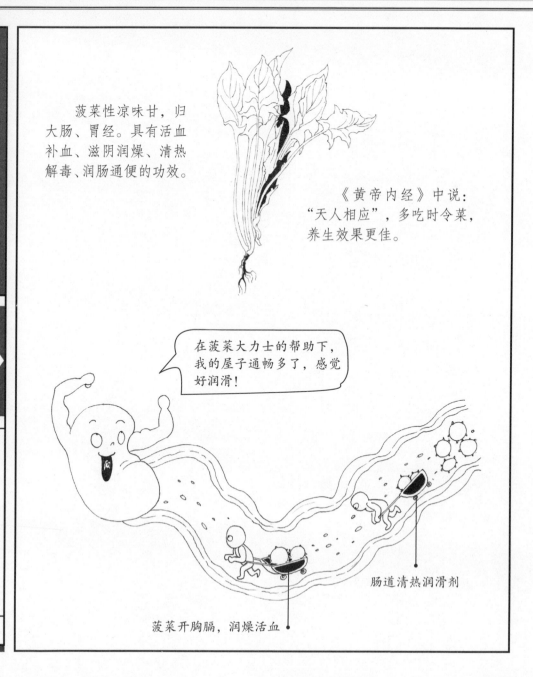

菠菜性凉味甘，归大肠、胃经。具有活血补血、滋阴润燥、清热解毒、润肠通便的功效。

《黄帝内经》中说："天人相应"，多吃时令菜，养生效果更佳。

在菠菜大力士的帮助下，我的屋子通畅多了，感觉好润滑！

肠道清热润滑剂

菠菜开胸膈，润燥活血

菠菜红酒饮，减轻痔疮疼痛

虽说食用菠菜能治疗痔疮，但并不是说可以直接食用，而是要将菠菜泡在红酒中，然后饮用浸过菠菜后的红酒。

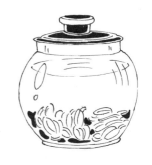

菠菜洗净切段入容器中，然后倒入适量红酒（以红酒没过菠菜为宜），再将容器密封，浸泡数小时，就可以倒红酒饮用了。

待容器里的红酒喝得差不多了，要每隔三天不断往里添加新鲜菠菜，以保证营养。

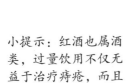

小提示：红酒也属酒类，过量饮用不仅无益于治疗痔疮，而且容易使病情加重。

泡好后，每晚临睡前喝10毫升。

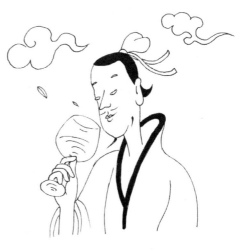

外涂结合提肛运动，轻松攻破痔疮屏障

除了内服，外涂结合提肛运动对治疗痔疮也能起到辅助作用。

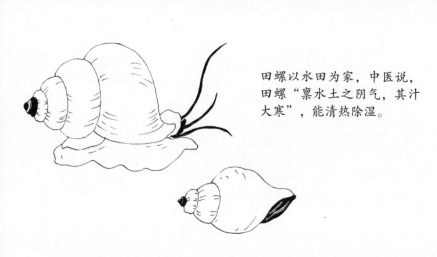

田螺以水田为家，中医说，田螺"禀水土之阴气，其汁大寒"，能清热除湿。

外涂：取大田螺 1 个，冰片 5 克，去掉田螺盖后，将冰片放入田螺中，冰片会逐渐溶解而出水。等待约 5 分钟后，将流出的田螺水汁直接涂在肛门上。早晚各涂 1 次。7 天为 1 个疗程。

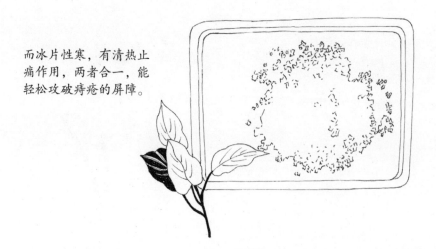

而冰片性寒，有清热止痛作用，两者合一，能轻松攻破痔疮的屏障。

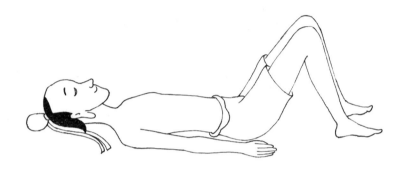

卧式提肛法：全身放松，将臀部和大腿用力夹紧，舌抵上腭，然后用鼻慢慢吸气，同时将肛门提起，包括会阴部。稍稍停顿5秒后，缓缓呼气，并放松肛门。反复10~20次。

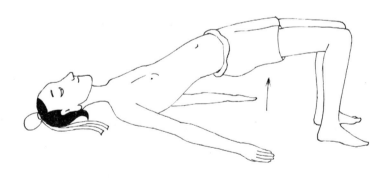

其次还可以其他运动，如慢跑、气功等，每天锻炼半小时，要长期坚持。另外，饮食要科学。辣椒、姜、蒜、酒类等辛辣刺激性和火锅烧烤之类的油腻性食物会使肠道内热加重，要少吃或不吃。

春分性欲旺，房事当有度

春天天气暖和，万物复苏，人的活动能力也增强了，此时人的性欲会特别旺盛。有的年轻人仗着身强力壮，任由自己的欲望泛滥，产生性冲动，使春季房事明显多于冬季。时间一长，容易导致肾气衰颓、阳痿不举，或阴虚阳亢、肾水枯竭，这就是中医所说的"房劳过度"。

图解百姓天天养生丛书

房事养生，欲不可纵

众所周知，性与肾有关系，肾藏精，毫无节制的房事，纵欲无度，性生活过频，久必伤肾，令肾精耗竭，元气大伤，最终就会导致肾精衰竭。

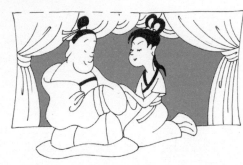

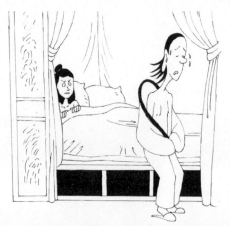

除此，也不要养精蓄锐很长时间后采取暴发式，在1次或2次中完成日常所需性活动，即久而不性，性则持久。

房劳过度，更多体现在一些新婚前后的男女身上，因为精力充沛而情欲无度，后者则主要在中年人身上较明显，是一种带有补偿性的性心理下的房事行为。这两者都是不可取的。

人的全身骨骼、肌肤、毛发通过人摄取各种食物，而不断得到滋养。男子精气和女子阴血都是由平时饮食五味的精华生化而来的。当男精女血开始上升，性功能开始萌动时，其思想活动也在快速发展。

适时结婚

男子若过早地与女子交合，会损伤精气。如果尚未成年的男子精道未通就与女子同房，精道被强行疏通，身体还没有完全发育成熟的部位，会落下难治之症。

男子体弱者，要让他节制色欲，等到他身体强壮后，再结婚。

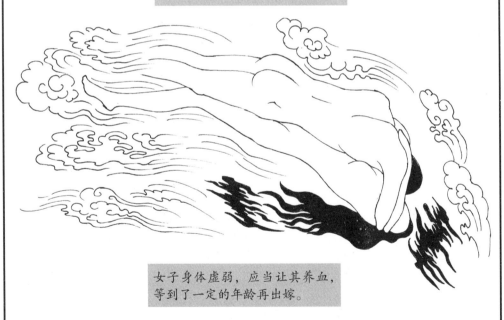

女子身体虚弱，应当让其养血，等到了一定的年龄再出嫁。

女子太早过性生活，会损伤她的血脉。如果女子未成年，刚刚开始来月经时，就与男子亲近，则会使其体内阴气早泄，身体还没有完全发育成熟的部位也会受到损伤。

善于养生之人，一旦觉得阳气过盛时，必定会谨慎地加以抵制，而不会随心所欲地自损身体。如果抑制一次，就像灭了一次火，加了一次油；如果不加以控制，纵情施泄，就像快要熄灭的膏火，不给它加油，只会加速它的熄灭了。

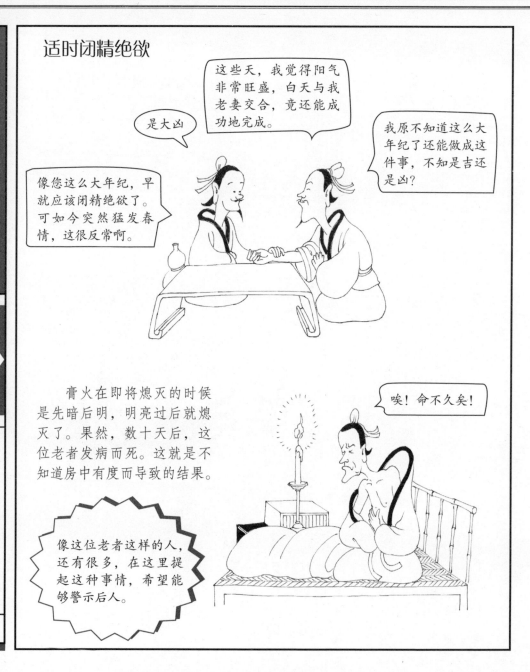

抛弃七损，利用八益

　　人体内精气的盈虚，有七损也有八益。人若不能利用八益去克制七损，四十岁时，阴气就会减半；五十岁时，行动就会显得迟缓；六十岁时，会耳聋，视不明；七十岁时，就会上体虚脱，下肢干枯，生殖功能丧失，常涕泪不绝。

抛弃七损

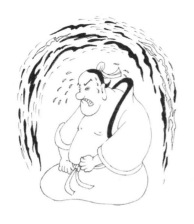

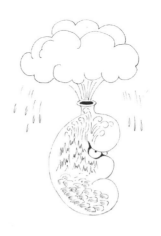

一为绝气　精力不是很充沛时，不要行房事，否则会满身大汗，十分耗气，会让人感觉心里发热，视物昏暗模糊。

二为溢精　精气中途外溢，心念太急，阴阳之气还没有感应就着急行房事，会中途泄精，易哮喘或伤肺。

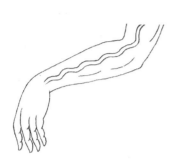

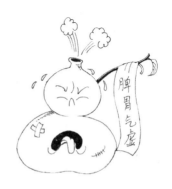

三为夺脉　没有完全进入状态就强行房事，易中途泄精，伤气。

四为气泄　如果在疲劳状态下行房，易使人腹部发热，嘴唇发干。

所以想要保持强壮，就要抛弃七损，利用八益来补益精气。气血充足旺盛，行动举止敏捷轻盈。

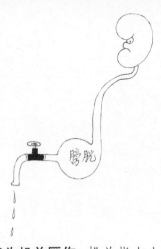

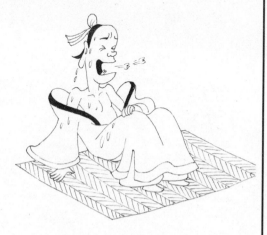

五为机关厥伤　机关指大小便，刚刚大小便完，紧接着就行房事，则会严重伤肝，会使人双眼昏暗，视物模糊，皮肤溃烂化脓或者长毒疮，还容易导致阳痿。

六为百闭　如果缺乏自制力，男性精气会耗竭，这样百脉会闭合，则会百病丛生。

七为血竭　劳累出汗行房事之后，稍作休息又开始行房事，这样会导致精泄不止，血液枯竭，让人尿道疼痛，阴囊潮湿，血精。

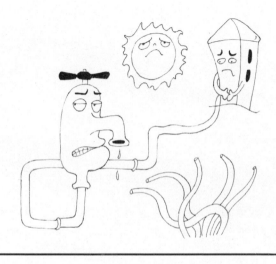

利用八益

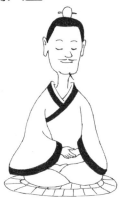

一曰治气 清晨起床后打坐，伸直脊背，放松臀部，收敛肛门导气下行至阴部。

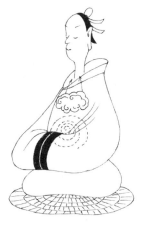

二曰致沫 多呼吸新鲜空气，常吞服舌下津液，同时做蹲马步状，伸直脊背，收敛肛门，使精气通畅，促使精液不断产生。

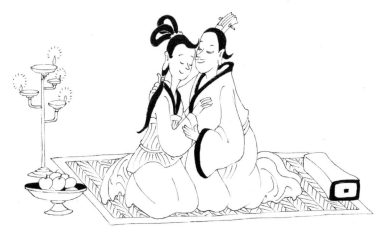

三曰知时 交合前，男女双方要保持情绪轻松，精神愉快。

四曰蓄气 交合时要注意放松脊背，同时收敛肛门，引导气血下行。

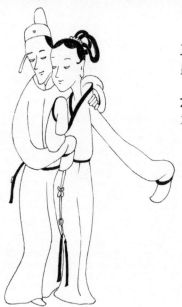

五曰和沫 性交时不要急躁，运作不宜粗暴。

六曰积气 卧床性交时，不要贪欢恋欲。

七曰待赢 当性事快要结束时，运行气功将气纳于脊背，停止性交动作。

八曰定倾 性交结束后，要将余精射尽，并清洗阴部。

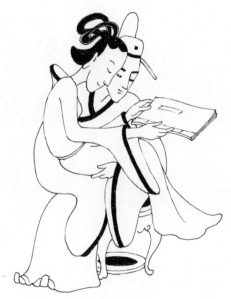

房事养生宜忌

房事一定要避免以下情况，才能得到养生。

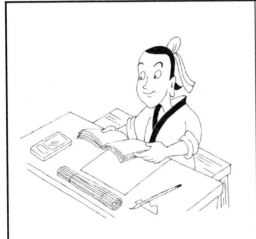

行房有度 根据自身状况，平日房事要节制，以第二天无疲劳感，心情愉快为基准。

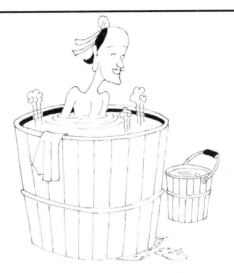

行房卫生 在房事前后要注意卫生，进行清洗，以免感染细菌。

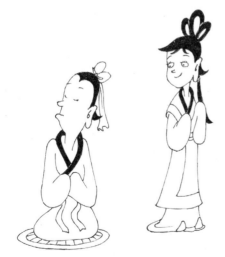

节欲保精 控制房事次数，控制欲望，少泄保养肾精。

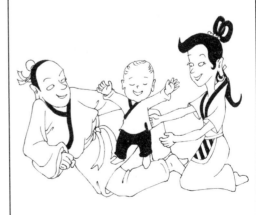

适当年龄婚育 男女双方在适当年龄结婚生子，可使自身得到很好的发展，为下一代健康奠定基础。

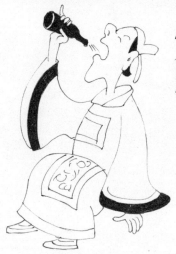

忌醉酒行房 醉酒行房，人不能控制自己，会使阴精暗耗，易导致性器官的损伤。

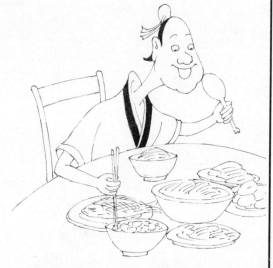

饱食行房 饱食后行房既会影响脾胃正常消化，又会降低行房质量，影响夫妻感情。

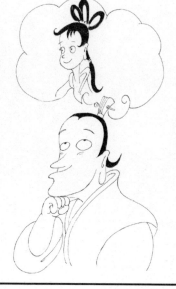

纵情纵欲 过度纵欲会伤害人之根本，导致肾精流失。

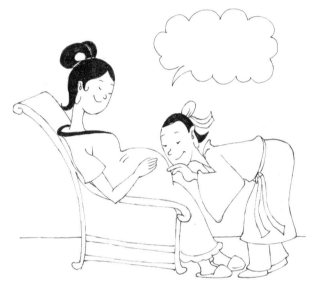

经期、孕期忌行房 怀孕、生产、哺乳期间要禁止同房，否则会影响下一代的健康。

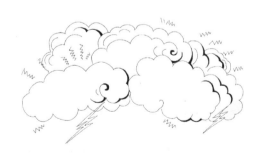

恶劣气候和不良环境 恶劣的环境会超出人体调节的限度，会导致阴阳失衡、脏腑功能紊乱、疾病丛生。

眼不见，心不乱，服药不如独睡

　　老子曾说："为可见欲，使心不乱。"如果眼前是玉体横陈，肌肤相交，此时，恐怕除了神仙、活佛才能做到心不为所动，凡夫俗子一定会心性大乱而被降伏。所以，养病之人最好独睡，这样导引的功法才能奏效。

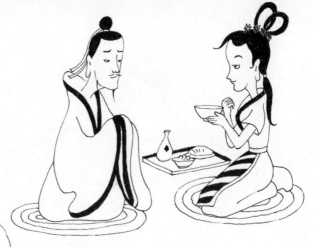

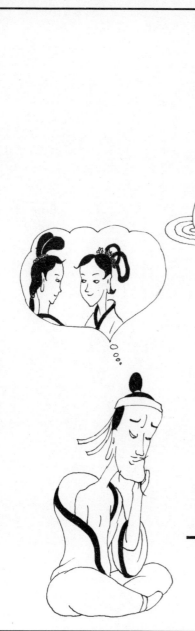

眼不见，心不乱

　　妻子即使再美丽动人，也一定要多加节制。与她们共居一室时，要像提防盗贼一样。情欲之心不可上表于面，爱欲之意也不要在行动上体现出来，这样才能避开情欲而不损害身体。

　　如果病得很厉害，最好不要与妻子见面，让她们准备好药饵和饮食放在室外即可。

　　因为病人本身肾火已动，即使不见女色，心中也会有所动，若再接近女色就更甚了。

这样因心存恐惧之心，亲近女色的念头才能消退。

如果说我正好碰到它们的枪口上，立马就会丢命。

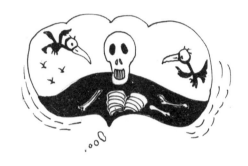

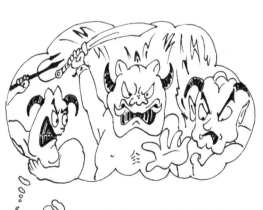

此时，要想亲近女色，就要想着森罗殿里拿刀持枪的妖魔鬼怪，如果我靠近她，它们就会马上夺取我的性命。

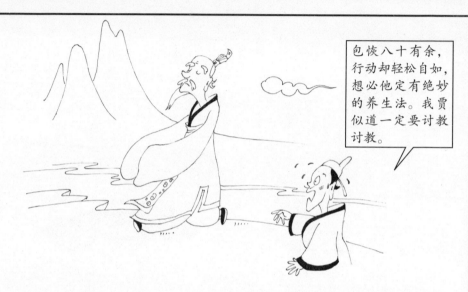

> 包恢八十有余，行动却轻松自如，想必他定有绝妙的养生法。我贾似道一定要讨教讨教。

南宋有一名叫包恢的大臣，他八十八岁时作为枢密使陪同皇上去祭祀，仍然能身姿敏捷地登上祭祀高台，而且脸不红、气不喘。

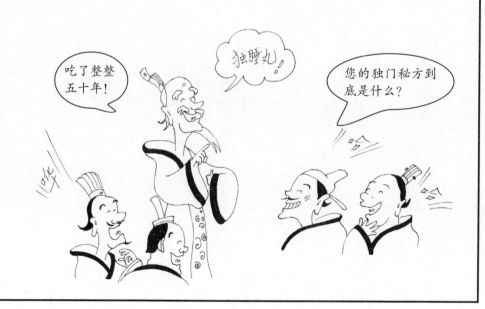

> 吃了整整五十年！

> 独睡丸！

> 您的独门秘方到底是什么？

房中药危害大

　　人若无休止地沉溺于情欲之中，就会使身体极度疲劳虚弱。为了图一时之乐，就会有人用药物来强补。假如这类药物使用太多，其毒性一旦流为腰疽，就会聚结成为便疮，或者腐蚀生殖器，使肛门糜烂。

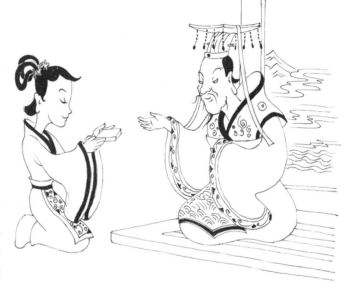

　　汉成帝曾在寒冬腊月时接触雪而生了病，阴茎无法勃起。宫廷御医用了很多方法都没能根治他的病。

　　后来昭仪得到一盒胶囊，并将药进献给了汉成帝，每次汉成帝临幸她，就给他一颗药丸。

　　一次，昭仪醉酒后竟然给汉成帝一连服了七颗药丸。一晚上汉成帝都笑个不停，精液也一直流。到天亮时，汉成帝已因精竭而死了。

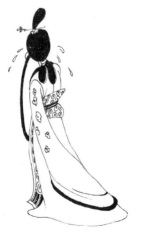

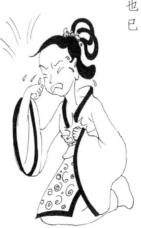

　　昭仪一时悔恨交加，捶胸顿足哭喊道："皇上，你在哪里啊？"接着也吐血而死了。

养目护眼在春季，春季眼病早预防

春季万物复苏，人体内的阳气随之生发，不必再像冬季一样边打炉边补阳，而有些人却仍大行补阳之道，嗜食羊肉、牛肉等食物，或是偏好火锅以及辛辣之物，从而导致肝火郁积，累及眼睛。

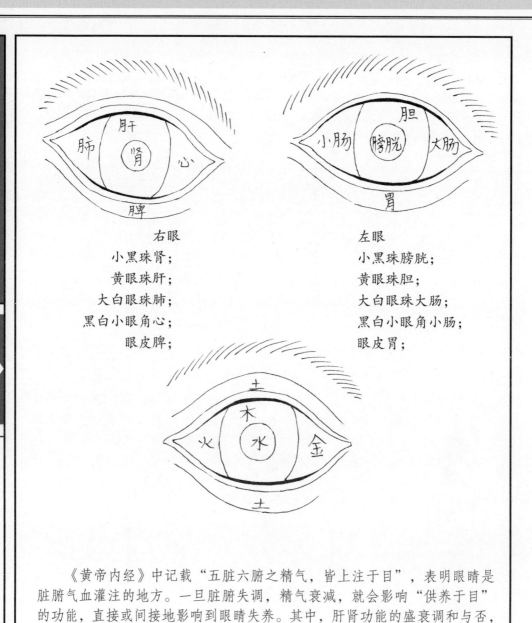

右眼
小黑珠肾；
黄眼珠肝；
大白眼珠肺；
黑白小眼角心；
眼皮脾；

左眼
小黑珠膀胱；
黄眼珠胆；
大白眼珠大肠；
黑白小眼角小肠；
眼皮胃；

《黄帝内经》中记载"五脏六腑之精气，皆上注于目"，表明眼睛是脏腑气血灌注的地方。一旦脏腑失调，精气衰减，就会影响"供养于目"的功能，直接或间接地影响到眼睛失养。其中，肝肾功能的盛衰调和与否，与眼睛的健康程度密切相关。

不妨观察一下身旁的小儿，他们的眼睛看上去总是非常清亮。再看看老年人，你就会发现老年人的眼睛十有八九基本都比较浑浊，为什么呢？

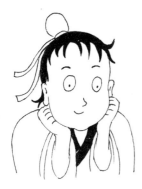

小儿为纯阳之体，由于先天肾气充足，体内垃圾少，所以，他们的眼睛看上去总是很清透。

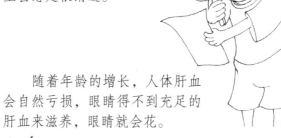

随着年龄的增长，人体肝血会自然亏损，眼睛得不到充足的肝血来滋养，眼睛就会花。

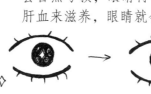

糖尿病患者因受内热的影响，会耗损大量的肝血导致肝血不足，而眼睛由于得不到气血的滋养，极易诱发眼部病变。因此，治疗这种病变，需要从调肝补肾入手。

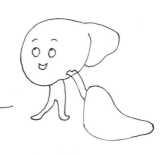

这些毒素虽然储存在血液里，但最后都会反映在眼部，因为眼睛的毛细血管最为丰富，眼周围的皮肤最薄，所以血液中的垃圾也最能透过眼睛向外传达。

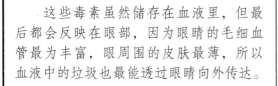

肝肾之气不足，身体内蓄积了很多的垃圾、毒素。

图解百姓天天养生丛书

第一章 春分节气话养生

51

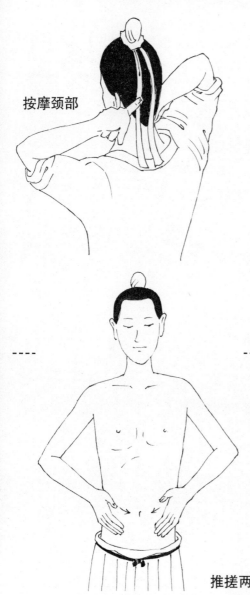

按摩颈部

推搓两胁法

《黄帝内经》中有"肝气通于目，肝好则目能辨五色矣"，就是说肝功能在正常情况下，提供的血液和阴津滋养眼睛，眼睛才能清晰地分辨出各种颜色。

将手掌放在颈部，上下或左右来回搓动 3~5 分钟，至有微热感为止，这样可以促进颈部血液循环。颈部血液循环正常，上升到头部的气血就会增多，而头部的供血又直接影响到眼睛。所以搓热颈部对改善眼睛及整个大脑的供血都是有好处的。

将双手按于腋下肋骨间，推搓至胸前，至两手交叉时返回。如此反复推搓 30 次。

两胁指两侧下胸肋及肋缘部，为肝、胆、胰所居之处，经常推搓此处，可起到增强肝功能、养肝护肝的效果。

补肾明目的药膳方

多饮决明子茶：决，开决、疏通之意，决明，就是冲破黑暗、重见光明之意。

枸杞黑豆排骨汤：可作汤佐餐随意服食，每日服用。

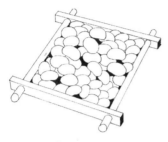

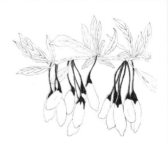

黑豆可以强肝、解毒、明目、补肾。选择时最好选择皮黑肉青绿的黑豆。因为色青入肝，色黑入肾。

枸杞调肝补肾。

食材：枸杞 20 克，黑豆 30 克，排骨 300 克，姜片、葱段、精盐、黄酒各适量。

制法：将枸杞子、黑豆和猪骨洗净后同入锅，加适量清水，先用大火烧沸，加黄酒、精盐、姜片、葱段等调料，再改用小火煨炖至黑豆烂熟，汤汁黏稠即成。可作汤佐餐随意服食。治肝气不足、头晕目眩、久视昏暗，效果理想。

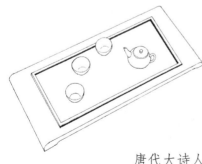

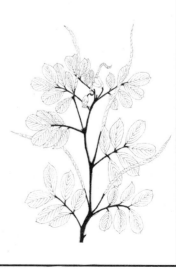

唐代大诗人白居易曾赋诗"案上漫铺龙树论，盒中虚捻决明丸"，诗中所指治疗眼疾的主要药物就是决明子。

肝主目，开窍于目

中医表明，"肝开窍于目"，只有肝气充足，眼睛才能明亮。如果肝气失调，首先在眼睛上体现出来。

一闭眼，阀门关了，接收不到任何信息，自然无法引起机体的任何变动。

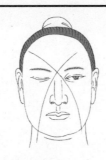

一睁眼，阀门开了，气血开始运化，心动之后就开始思维。

中医学认为，肝主目，亦开窍于目。所谓"窍"，相当于通道。这个说法很形象：肝的功能恰似一个阀门，眼睛的睁与闭就好比阀门的开与关。

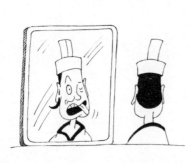
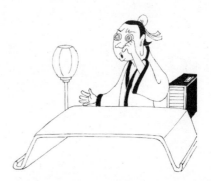

肝火上炎，可见双目肿赤；肝虚，则会双目干涩、视物不清，甚至患上青光眼、白内障、视网膜脱落等。

"肾为肝之母"，肝在五行属木，肾在五行属水，水能生木，也就是说肾的气血充足，才能维持肝的正常功能。因此，治疗眼病，要从调肝补肾入手。

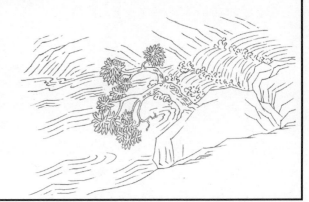

按压四白，清晰可见

　　四白穴位于面部，瞳孔直下，当眶下孔凹陷处。由于此穴位是胃经的循经的上口，而胃经是一条多气多血的经络，所以，经常点揉四白穴，就能够把胃经的气血引到眼部，从而起到明目的效果。

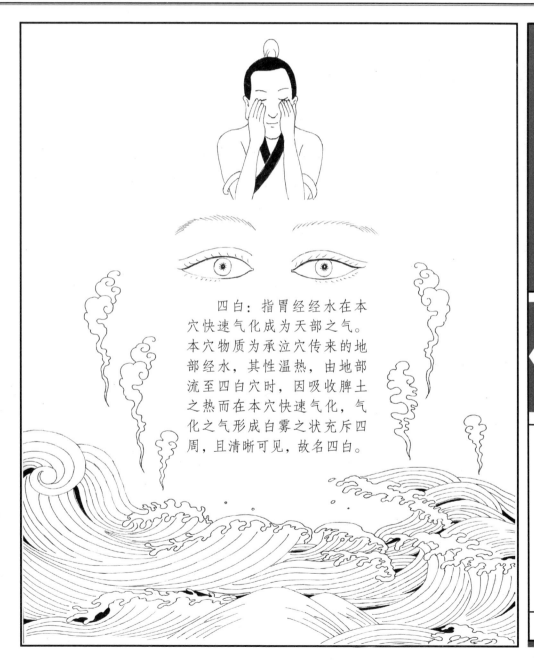

　　四白：指胃经经水在本穴快速气化成为天部之气。本穴物质为承泣穴传来的地部经水，其性温热，由地部流至四白穴时，因吸收脾土之热而在本穴快速气化，气化之气形成白雾之状充斥四周，且清晰可见，故名四白。

背痛足凉，补足阳气方暖身

　　春天天气暖和，万物复苏，但有些人总会感觉背痛、足凉，甚至背部如负冰块一样，或夜间背上冷汗淋漓，这些都是阳气不足的表现。在春分节气，这种情况会进一步加剧。

阳气虚，则背痛足凉

　　在中医看来，人体脊柱内分布着统率人体阳气的督脉。另外，足太阳膀胱经也分布在脊柱两侧。同时，人体背为阳，腹为阴。如果一个人背部疼痛、发凉，说明他的阳气开始亏虚。

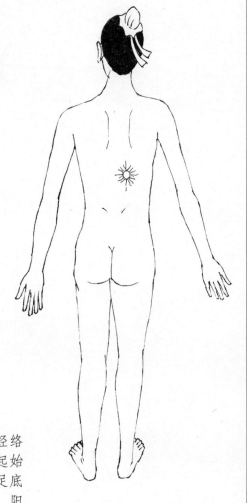

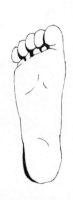

　　"足为精气之根"，人体重要经络起于足底并终于足底。这些经络的起始端点都与特定脏腑相连接，当感觉足底发凉，说明身体已经出现了寒凉证，阳气已经大虚。

经络按摩，培补阳气

经穴是人体自生的灵丹妙药。在人体的众多穴位中，最值得给大家推荐的补阳气穴位有2个，足三里穴和关元穴。

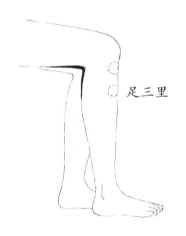

足三里

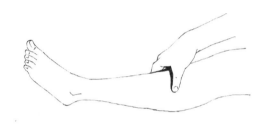

用拇指按压足三里，每次按压约10分钟，每分钟按压15～20次，按压力度以产生针刺样的酸胀、发热感为宜。

足三里穴。此穴能补能泻、可寒可热。它能够健脾和胃、益气生血、疏通经络、消积化滞，还可以祛风除湿，对循环、消化、呼吸、免疫等各系统疾病的恢复有积极作用。

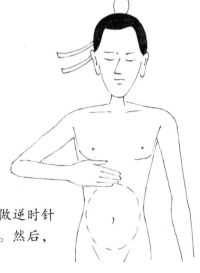

关元穴是小肠的募穴，同时也是足太阴脾经、足厥阴肝经、足少阴肾经与任脉的交会穴，具有培补元气、温通经络、理气和血、强壮身体、统治足三阴、小肠、诸脉诸经疾病的作用。

以关元穴为圆心，左或右手掌做逆时针及顺时针方向摩动3～5分钟。然后，随呼吸按压关元穴3分钟。

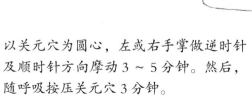

科学睡眠，扶阳固精

中医学认为："肝之余气，泄于明胆，聚而成精。"人在子时（深夜23时到子夜1时）前入睡，胆才能完成代谢，维持人体阴阳平衡。所以，即使再习惯晚睡，也要在夜间23：00前睡觉。

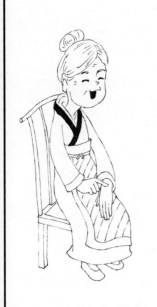 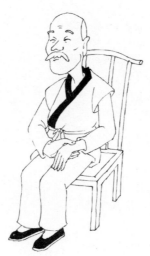

很多老年人爱坐在太阳底下晒太阳，晒着晒着就睡着了。这是因为坐在太阳下，使身体吸收了充足的阳气，体内气血得了阳气的滋养，就会舒服地睡着。从而可知，晒太阳是补充体内阳气最简单的方法。

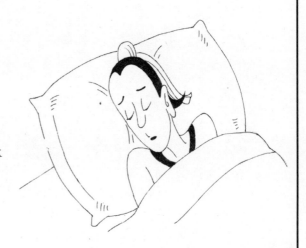

一般人在子时前入睡，胆才能完成代谢，维持人体阴阳平衡。

扶阳操（扶阳五式）

扶阳，即扶助人体阳气，使人体阳气充足、身体健康；扶阳五式能够打通人体大、小周天，畅通瘀阻的经脉，从而产生超常的抗病防病能力。长久修炼此法，可使人体混元之气内敛，真阳固守，浑身有力，底气内蕴，胆气充足，自可达到祛病强身、延年益寿之功效。

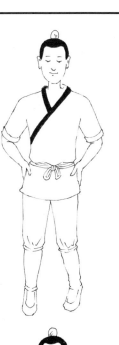

第一式　站桩

身体直立，两手自然扶住腰部的肾俞穴。沉肩挺胸，闭目，自然呼吸。舌抵上腭，口微闭，下颌微收。左脚缓慢抬起，向左侧迈一步，与肩同宽，两脚间自然成内八字，两膝微屈。同时汇集意念至头顶百会穴。静站10分钟。

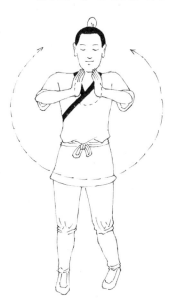
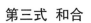

第二式　抱球

承接上式，两手缓缓上提抱于胸前，两手距离胸30厘米，手指似弯非弯、似夹非夹，劳宫穴相对成抱球状，两手相距5厘米为宜。身躯正直，做到松而不软、紧而不僵。静站5分钟。

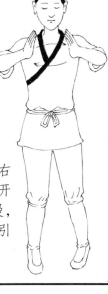

第三式　和合

承接上式，两手慢慢同时外拉，拉至10厘米左右再缓缓内合，合到3厘米左右时，再同时向外拉，开时吸气，合时呼气。如此反复练习，但动作一定要缓慢，不可用僵力开合，要体会两手之间有一种无形的牵引力，令双掌合不拢、拉不开。锻炼5分钟。

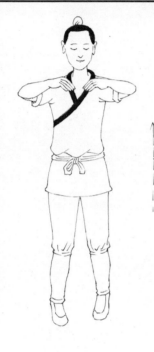

第四式 归真

　　承接上式，两手于胸前抱住不动，将掌中内力分成两股热流，各自从双掌劳宫穴吸入，并沿两臂上行至头顶百会穴，自百会将热流下行输布全身百脉，最后下沉归入至小腹下丹田，双掌叠放于下丹田。意守丹田10分钟！

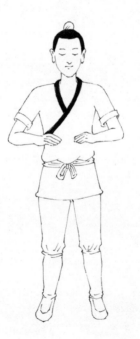

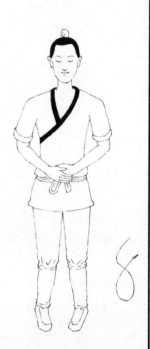

第五式 打圈

　　承接上式，两手打开慢慢抬起，与胸相距30厘米，双掌劳宫穴向下，身体下沉、上提做蹲桩动作，蹲时呼气提时吸气，如此反复5次，起身踢腿慢走5圈，同时双手在掌心画"8"字。多人一起锻炼为宜。

春分饮食，忌浊补，宜清补

　　春分时节，对于饮食宜清补而不宜浊补，因为"肝主青色"，所以应多吃一些青色食物来养肝。

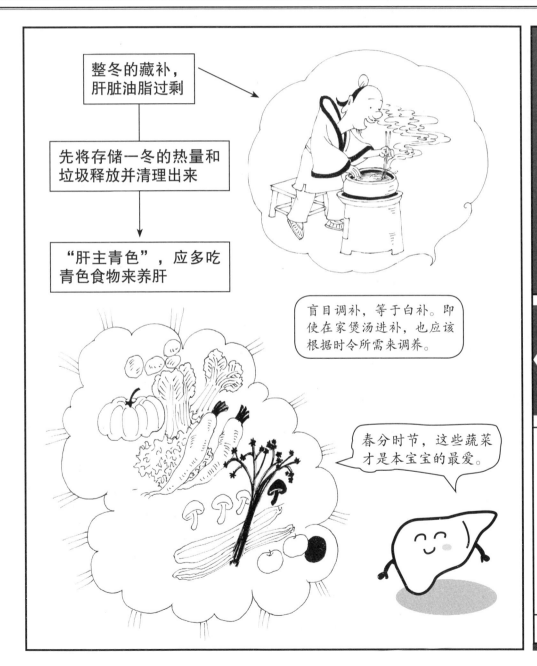

整冬的藏补，肝脏油脂过剩

先将存储一冬的热量和垃圾释放并清理出来

"肝主青色"，应多吃青色食物来养肝

盲目调补，等于白补。即使在家煲汤进补，也应该根据时令所需来调养。

春分时节，这些蔬菜才是本宝宝的最爱。

春分饮食，要避免饮食误区

在中医养生看来，春分时节肝气旺，肾气微，因此在饮食方面要戒酸增辛，助肾补肝，禁忌偏热、偏寒、偏升、偏降的饮食误区。同时要注意健运脾胃，健脾祛湿，也就是说忌大热大寒，中和即可。

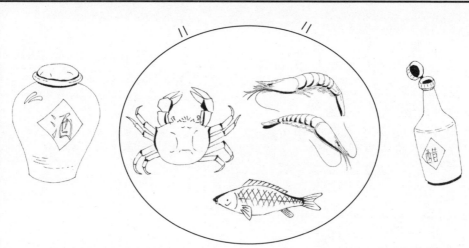

春分养生可根据实际情况，选择能够保持机体功能协调平衡的膳食。如在烹调鱼、虾、蟹等寒性食物时，可佐以葱、姜、酒、醋类温性调料，防止这类菜肴性寒偏凉，食后有损脾胃而引起脘腹不舒。

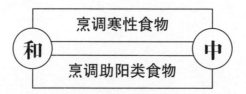

在食用韭菜、大蒜、木瓜等助阳类菜肴时，应配以蛋类滋阴，以达到阴阳互补的目的。

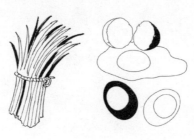
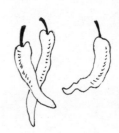

白烧鳝鱼、杜仲腰花、大蒜烧茄子等有补虚损、降血压、凉血止血的作用；春笋性味甘寒，具有滋阴益血、化痰、消食、祛烦、利尿等功效，这些都是春分比较适宜进食的食物。

春分由于肝气旺，易克脾土，雨水较多，易生湿，因此，饮食方面也要注意健运脾胃，健脾祛湿，同时也可结合药膳进行调理。

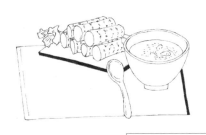
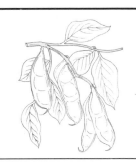

健脾胃，祛潮湿

山药扁豆鲤鱼汤　白扁豆30克，淮山药40克，干姜3克，鲤鱼1条(约500克)。先将鲤鱼剖腹，去鳞、鳃及内脏、洗净，加水适量，与前三味药同煮1小时，加入精盐、绍酒适量调味即成。

健脾利湿

茯苓粥　茯苓15克，粳米200克，冰糖适量。将茯苓、粳米洗净同入锅中，加适量清水，大火煮开后改小火煮至粥熟，调入冰糖略煮即成。

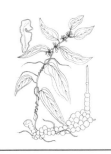

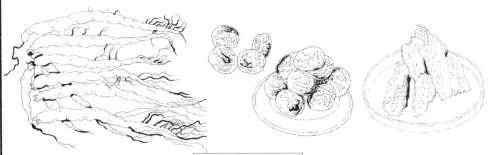

理气合胃

太子参大枣陈皮茶　太子参15克，大枣5枚，陈皮3克。将太子参、大枣洗净，连同陈皮共入砂锅内，加适量水煎汤，去渣取汁，代茶饮。

温中散寒，补脾益气

猪肚白术汤 猪肚 1 具，白术 60 克，煨姜 45 克，胡椒 15 克，盐适量。猪肚洗净去油脂，入沸水中焯，晾干备用。将白术、煨姜、胡椒放入猪肚内，缝合猪肚，猪肚外以针刺小孔，放入清水，大火煮沸，小火煮 2 小时，放入精盐调味。捞出切块，喝汤吃猪肚。尤其适用于脾胃虚寒的人。

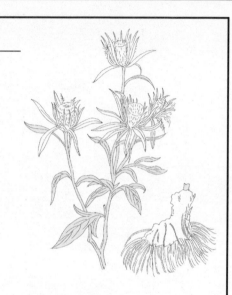

疏肝理气

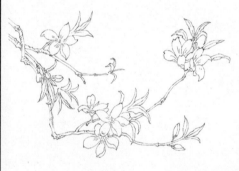

梅花粥 取白梅花 5 克，粳米 80 克，先将粳米煮成粥，再加入白梅花，煮沸 3 分钟即可，每餐吃 1 碗，可连续吃 3~5 天。梅花性平，能疏肝理气，激发食欲。食欲减退者食用效果颇佳。

滋补肝阴、养血明目

桑葚粥 鲜桑葚、糯米各 60 克，冰糖适量。将桑葚洗干净，与糯米同煮，待煮熟后加入冰糖。该粥可以滋补肝阴、养血明目。适用于肝肾亏虚引起的头晕、眼花、失眠、多梦等。

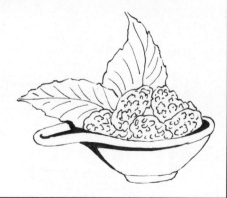

散风热、清肝火、降血压

菊花粥 菊花 15 克，粳米 100 克。菊花、粳米洗净入锅，加适量清水，加盖，大火煮沸后改文火熬至成粥。适用于头晕、头痛、目赤、疔疮肿毒、原发性高血压等。

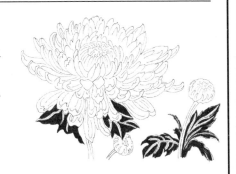

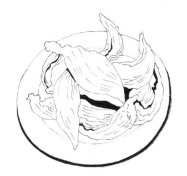

燕窝养阴润燥、益气补中，冰糖养阴生津，润肺止咳。

养阴润燥，养颜润肤

燕窝炖冰糖 燕窝 10 克、冰糖 15 克。先用温水浸泡燕窝，待燕窝泡软后，清理掉细小燕毛等杂物，捞出沥干，加入适量的清水，倒入炖盅，加入冰糖，隔水小火炖 1 小时即可。

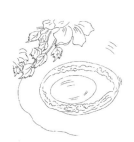

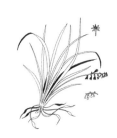

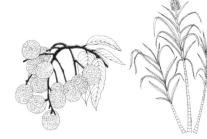

鲍鱼滋阴益肾、平肝潜阳、镇静安神。

麦冬养阴润肺；龙眼肉补益心脾、养血安神；甘蔗生津润澡、清热利尿。

鲍鱼龙眼麦冬汤 鲜鲍鱼 100 克、龙眼肉、麦冬各 10 克，切片甘蔗 100 克。鲍鱼洗净，入龙眼肉、麦冬、甘蔗，加入瘦肉汤、适量盐，隔水小火炖 1 小时。此汤对于五脏体虚、劳热咳嗽、心烦失眠、头晕目眩者均宜。

春分起居养生

　　春分时节气候适宜病菌的繁殖和传播，是流行性疾病的高发期。日常生活中要注意勤开窗，室内外最好养些花花草草。

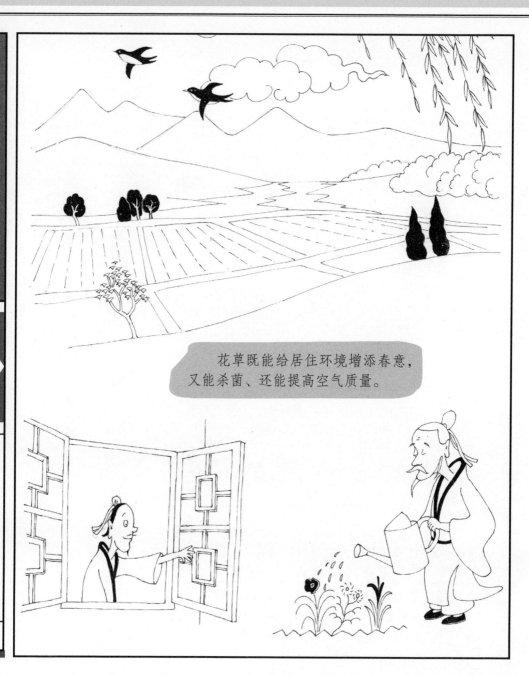

花草既能给居住环境增添春意，又能杀菌、还能提高空气质量。

室内适量养花草，杀菌除尘不用愁

　　在居住环境周围种些花草有益身心，但也要注意花草植物也会释放二氧化碳，如果室内植物过多，小心会造成二氧化碳过量。下面介绍一些对人体有益的植物。

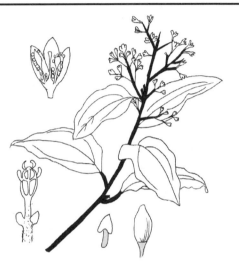

桂花　芳香浓郁可解除抑郁、去除污秽，对改善狂躁型精神病有较好的功效。

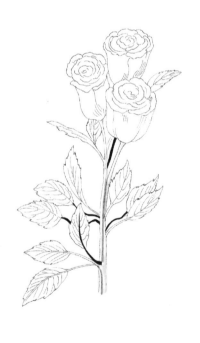

玫瑰　其花香可疏肝解郁，是缓解肝胃气痛的最佳花草。

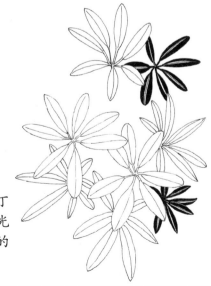

鸭脚木　能够快速吸收尼古丁和其他有害物质。并且通过光合作用转换成植物自身所需的物质。

吊兰 房间养1～2盆吊兰，空气中有毒气体即可吸收殆尽。有"绿色净化器"之美称。

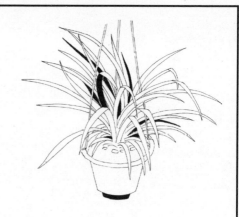

常春藤 可净化室内空气，吸收由家具及装修散发出的苯、甲醛等有害气体，为人体健康带来极大的好处。

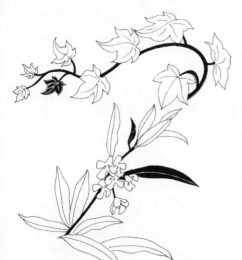

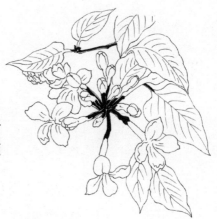

丁香 释放出的香气，可有效杀灭各种病菌，起到预防传染病的效果。

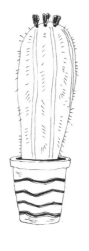

仙人掌 在夜间释放氧气，增加空气中氧气和负氧离子的浓度，提高人们的睡眠质量。

薰衣草 其花香可镇静安神，对改善心率过速有较好的辅助作用。

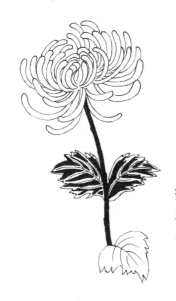

菊花 其香气可清热疏风，并能改善头晕、头痛、感冒及视物不清等症状。

起居有常，劳逸结合，保持机体平衡

　　春分时节易滋生细菌，因此在运动锻炼时要注意卫生保健。除此，还应当保持起居有常，劳逸结合，使生活节奏随着四时气候的改变而进行调整，利用生机盎然的好时机，多做户外活动，放松身心。

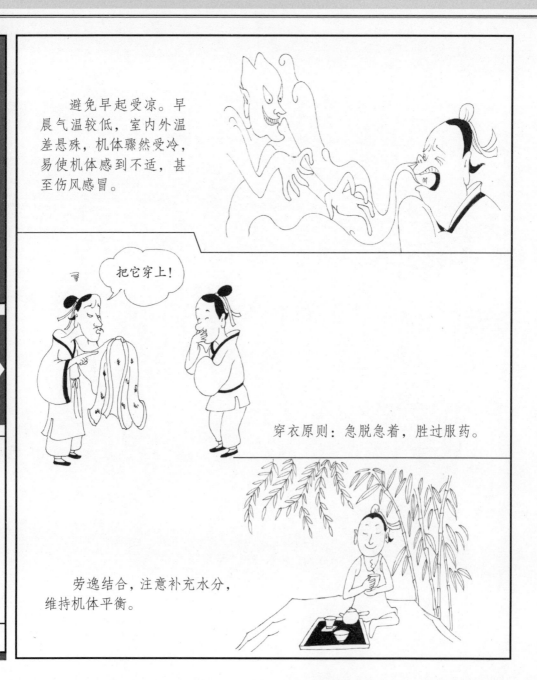

避免早起受凉。早晨气温较低，室内外温差悬殊，机体骤然受冷，易使机体感到不适，甚至伤风感冒。

把它穿上！

穿衣原则：急脱急着，胜过服药。

劳逸结合，注意补充水分，维持机体平衡。

春分经络养生

海龙戏珠：整复脊柱，防治肩背痛，疏肝利胆。

玉龙拗背：矫正脊椎小关节错位，增强腰背部肌肉力量，护腰肾。

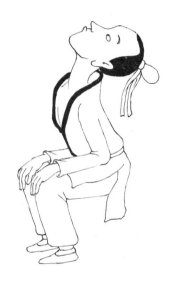

海龙戏珠

　　上身向前倾，双手撑膝，双目视天。匀缓呼气，稍停3秒，吸气，抬头，两肘微直，呼气，含胸拔背，下颌内收，尽量接近两锁骨。

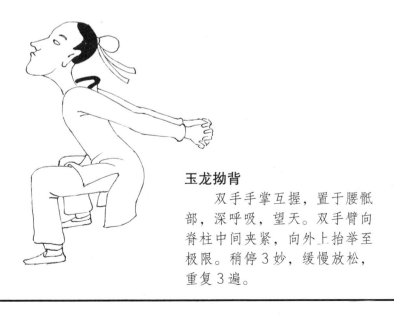

玉龙拗背

　　双手手掌互握，置于腰骶部，深呼吸，望天。双手臂向脊柱中间夹紧，向外上抬举至极限。稍停3妙，缓慢放松，重复3遍。

手部井穴，黄金穴道

如果说双手是一窥健康的门户，那位于手足之端的井穴，就是身体与外界沟通的窗口。《黄帝内经·灵枢》中，将井穴喻为水之源头，是人体精气所出的部位，对调节脏腑、气血、经脉之气有极其重要的作用。

五指	井穴	对应经络	经气相似经络	对应器官
大拇指外侧	少商穴	手太阴肺经	足太阴脾经	肺、脾
示指外侧	商阳穴	手阳明大肠经	足阳明胃经	大肠、胃
中指顶端	中冲穴	手厥阴心包经	足厥阴肝经	心包、肝
无名指外侧	关冲穴	手少阳三焦经	足少阳胆经	三焦、胆
小指内侧	少冲穴	手少阴心经	足少阴肾经	心、肾
小指外侧	少泽穴	手太阳小肠经	足太阳膀胱经	小肠、膀胱

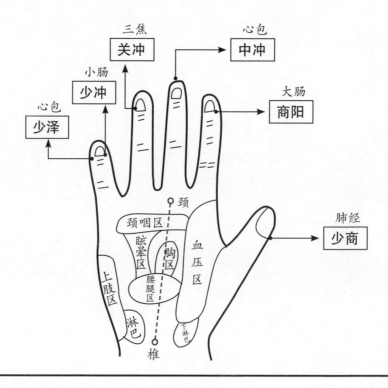

五指青筋，自我诊断

    健康者的手掌上，其青筋往往隐于内，如果身体出现不适，则表明血液里的毒素沉积过多，青筋才会浮现在手指。五指上浮现的青筋代表着身体会出现不同的问题。

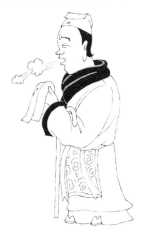

大拇指出现青筋，代表呼吸系统有问题，容易出现咳嗽、气喘、有痰等症状。

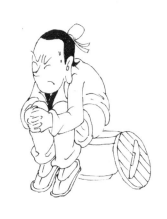

示指如果有青筋，则反映排泄有问题，易腹泻或便秘。

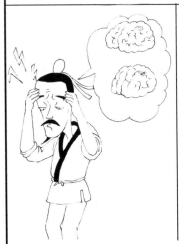

中指青筋突出，易出现心慌、胸闷、气短，或脑供血不足等问题。

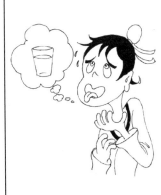

无名指面青筋突出，会出现内分泌紊乱或肝火太旺等情况。

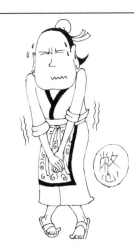

小指青筋，则易出现肾虚、尿频、腿肿、四肢无力等问题。

五行指头功，疏通经络、调节阴阳

在手指头的两侧，分布着人体经络的井穴，每只手各有6个井穴，井穴一般是经络的端点。如果说人体的经络是一条流动的河流，那么井穴便像水流开始的泉源，所以捏揉手指尖能够起到疏通经络、调节阴阳的作用。

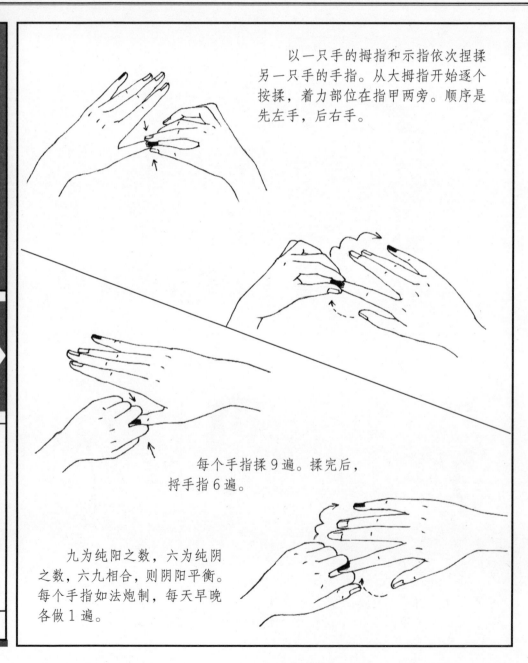

以一只手的拇指和示指依次捏揉另一只手的手指。从大拇指开始逐个按揉，着力部位在指甲两旁。顺序是先左手，后右手。

每个手指揉9遍。揉完后，将手指6遍。

九为纯阳之数，六为纯阴之数，六九相合，则阴阳平衡。每个手指如法炮制，每天早晚各做1遍。

揉揉小腹，养元补气，滋阴培阳

　　小腹是人体的中心，对平衡人体气血起着关键作用。春天的时候，气血开始从腹部向外发散，而按摩小腹有助于打通经络、调节气血，使阳气得以更好地生发。

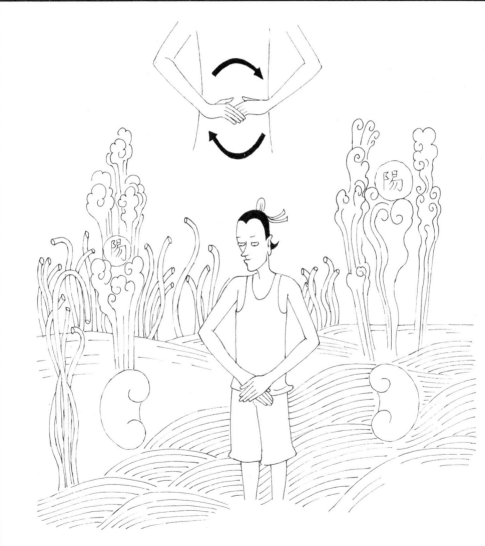

　　经常以掌心按摩小腹至发热，可养元补气，滋阴培阳。在春季揉小腹时，每天早中晚各揉 1 次为宜，先逆时针，后顺时针，最少以 36 圈起，或 36 的倍数，揉的力度要适中。

平衡三招式，打通经络，调节脏腑功能

　　"平衡三招式"可调平衡、防衰老，这三个招式比较简单，男女老幼都适合。经常练习，可以打通经络，调节脏腑功能，使人机体恢复平衡，还能远离早衰，长久保持年轻活力。

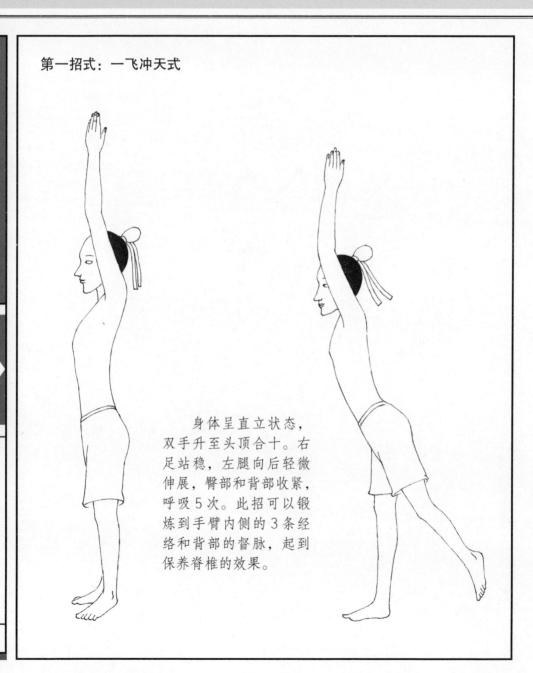

第一招式：一飞冲天式

　　身体呈直立状态，双手升至头顶合十。右足站稳，左腿向后轻微伸展，臀部和背部收紧，呼吸5次。此招可以锻炼到手臂内侧的3条经络和背部的督脉，起到保养脊椎的效果。

图解百姓天天养生丛书

健康顺时生活春分清明谷雨篇

以下三个动作连贯起来，一共呼吸15次。每天早晚各做1次。

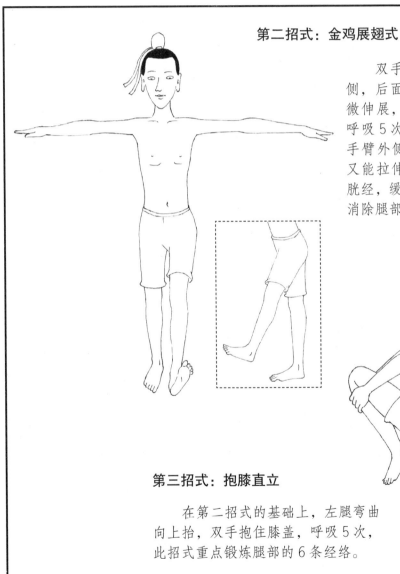

第二招式：金鸡展翅式

双手平展于身体两侧，后面的左腿向前轻微伸展，脚尖向回勾，呼吸5次。既可锻炼到手臂外侧的3条经络，又能拉伸到腿后侧的膀胱经，缓解下肢的疲劳、消除腿部的水肿。

第三招式：抱膝直立

在第二招式的基础上，左腿弯曲向上抬，双手抱住膝盖，呼吸5次，此招式重点锻炼腿部的6条经络。

春分精油养生

疏肝利胆，植物精油很享受

快乐鼠尾草

性味：辛温。

归经：肝、肺、脾、肾。

香气特征：属香草类，略带坚果类的香甜气息。

功效：疏肝理气、活血调经、化瘀通经、利尿。减轻压力紧张，放松肌肉。

主治：平衡自信、抗抑郁、偏头痛，可用于肝经引起的眼疾。

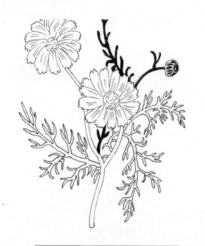

罗马洋甘菊

性味：辛、凉、微苦。

归经：肝（心、肺、脾）。

香气特征：甘甜温和，青苹果的味道。

功效：清热解毒、止咳平喘、清肺热。

主治：咽喉肿痛、肌肉痉挛、神经痛；消除肝脏气滞、补充肝血。缓解眼睛疲劳，缓解视力减退。

★具有光毒性（使用后72小时不要日晒）

佛手柑

性味：辛、苦、温。

归经：肝（脾、肺）。

香气特征：清新，酸甜中略带苦涩。

功效：疏肝理气、和胃止疼、肝郁气滞、胸胁胀痛。

主治：肝火旺盛引起的失眠、经前期综合征、更年期综合征、乳痛等。

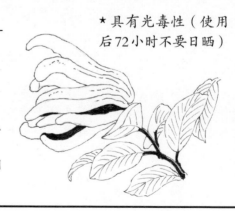

永久花

性味：甘、苦、微寒。

归经：肝（心、肺）。

香气特征：蜂蜜香味。

功效：理气，降肝火。

主治：改善因肝郁气结所导致的情绪不稳，进而舒缓因压力紧张所造成的肩颈肌肉酸痛，能够平和内心。

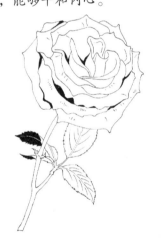

精油皇后：玫瑰

性味：甘、苦、温。

归经：肝（心、肺、脾、肾）。

香气特征：酷似玫瑰花香，气味厚而高雅，持续时间长。

功效：调整女性内分泌，滋养子宫，缓解痛经，改善性冷淡和更年期不适。尤其具有很好的美容护肤作用。

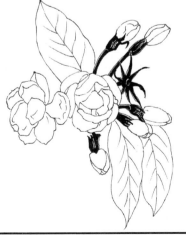

晚上皇后：茉莉

性味：辛、甘、温。

归经：肝（心、肺、肾）。

香气特征：酸甜中略带苦涩。

功效：滋阴养血、疏肝理气。

主治：疏解肝郁、由肝气郁结引起的眼部不适。

薄荷

性味：辛、凉。

归经：肝、肺、脾、胃经。

香气特征：组成成分比较平衡，具有广谱性。

功效：舒缓身心。

主治：清咽润喉、消除口臭。

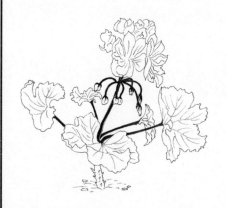

天竺葵

性味：辛、凉、微苦。

归经：肝、心、肺、脾经。

香气特征：有些像玫瑰的香气，但又略带一点柠檬的酸味。气味中性，和任何精油都可以搭配使用。

功效：止痛抗菌，增强细胞防御能力，平衡油脂。

主治：修复疤痕、妊娠纹等。

野橘，不准不开心

性味：辛、苦、温。

归经：肝、肺、脾、心经。

香气特征：有浓郁的阳光味，香气温润、甜美。

功效：舒缓情绪与压力。

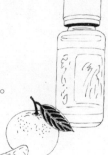

复方精油，排肝毒、解疲劳

佛手柑精油 2 滴 + 罗马洋甘菊精油 1 滴 + 薰衣草精油 3 滴

促进血液循环，疏通肝胆经

佛手柑精油 2 滴 + 罗马洋甘菊精油 2 滴 + 天竺葵精油 2 滴

适合经期不适，腹部、八髎热敷

葡萄柚精油 2 滴 + 佛手柑精油 2 滴 + 迷迭香精油 4 滴

缓解肝气郁结，肝经、肝区

薰衣草精油 2 滴 + 红橘精油 2 滴

肝血虚

快乐鼠曲草精油 1 滴 + 罗马洋甘菊精油 1 滴

缓解眼部干燥疲劳，热敷

红橘精油 3 滴 + 生姜精油 2 滴 + 肉桂精油 1 滴

肝脾两虚、腹胀气，热敷

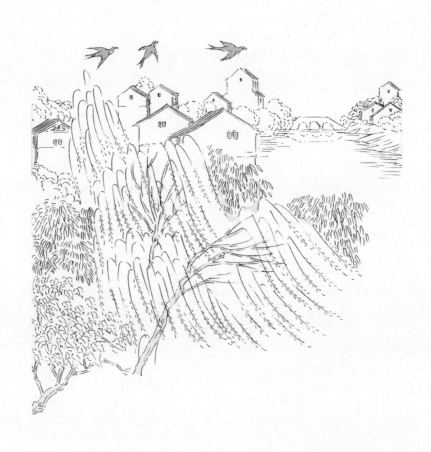

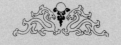

第二章

清明节气话养生

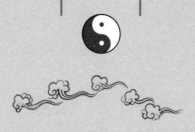

清明节气思维导图

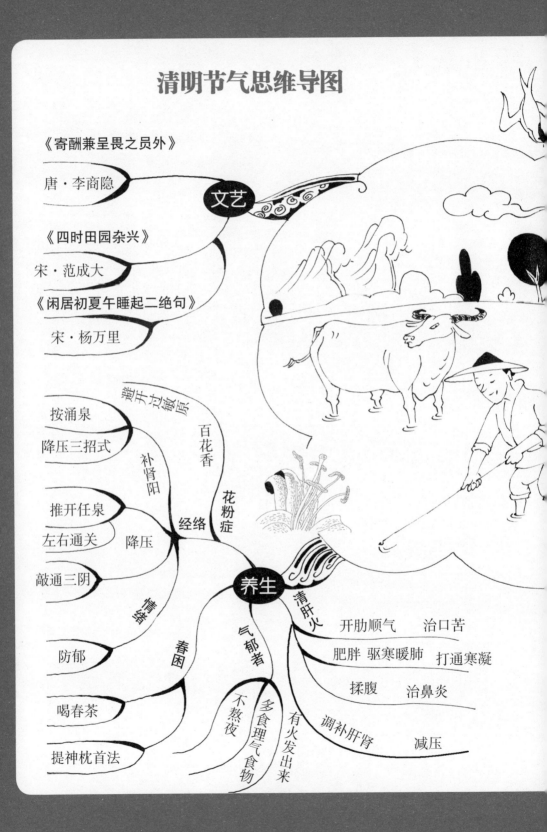

《寄酬兼呈畏之员外》

唐·李商隐

《四时田园杂兴》

宋·范成大

《闲居初夏午睡起二绝句》

宋·杨万里

文艺

养生

文艺

按涌泉

降压三招式

推开任泉

左右通关

敲通三阴

防郁

喝春茶

提神枕首法

补肾阳

降压

情绪

春困

避开过敏原

百花香

花粉症

经络

清肝火

气郁者

开肋顺气　　治口苦

肥胖　驱寒暖肺　　打通寒凝

揉腹　　治鼻炎

调补肝肾　　减压

不熬夜

多食理气食物

有火发出来

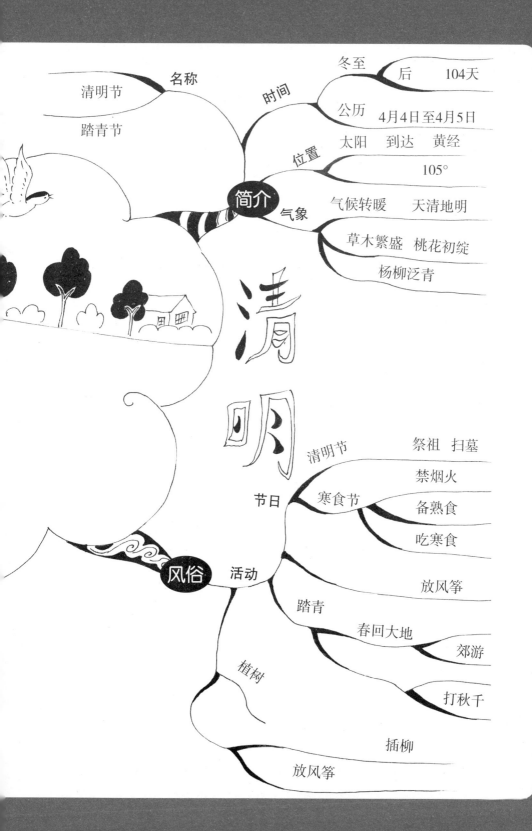

清明

名称
- 清明节
- 踏青节

简介

时间
- 冬至　后　104天
- 公历　4月4日至4月5日

位置
- 太阳　到达　黄经
- 105°

气象
- 气候转暖　天清地明
- 草木繁盛　桃花初绽
- 杨柳泛青

风俗

节日
- 清明节
  - 祭祖　扫墓
- 寒食节
  - 禁烟火
  - 备熟食
  - 吃寒食

活动
- 踏青
  - 放风筝
  - 春回大地
  - 郊游
  - 打秋千
- 植树
  - 插柳
  - 放风筝

清明节气要知晓

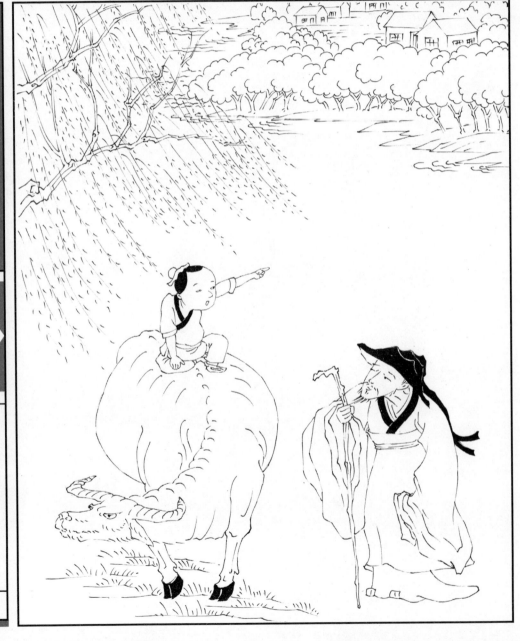

星象物候

清明时节天地明

清明节气一般在公历4月4日~5日。清明之日,太阳位于黄经15°,这天晚七点,仰望星空,北斗七星的斗柄正指向东偏南的方向,即105°处,古人称为乙的方向。

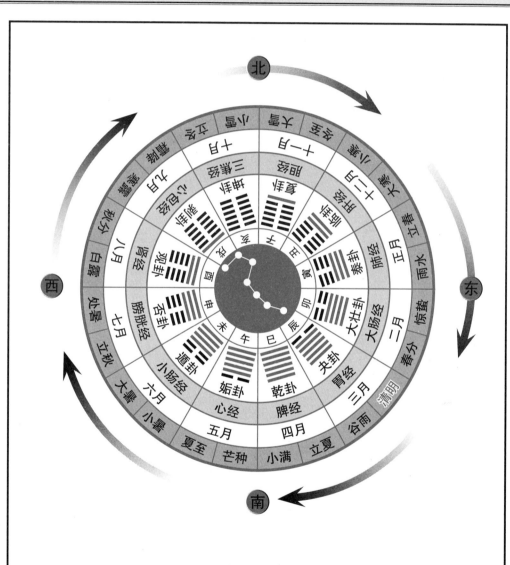

在二十四个节气中,既是节气又是节日的只有清明。清明节的名称与此时天气物候的特点有关。西汉时期的《淮南子·天文训》中说:"春分后十五日,斗指乙,则清明风至。"

清明三候

一候桐始华，二候田鼠化为鹌，三候虹始见。

一候桐始华

　　清明时节桐树花已经开放。

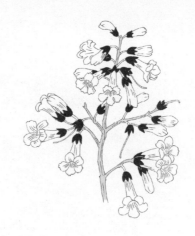

二候田鼠化为鹌

　　此时喜阴的田鼠不见了，
全回到了地下的洞穴中。

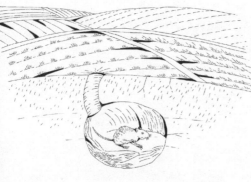

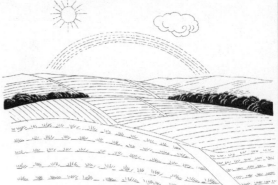

三候虹始见

　　雨后，天空出现了
五彩斑斓的彩虹。

图解百姓天天养生丛书

清明花信风

　　一候桐花，二候麦花，三候柳花。

一候桐花

　　古代清明诗中，常常写到桐花。如白居易《寒食江畔》诗说："忽见紫桐花怅望，下邽明日是清明"。

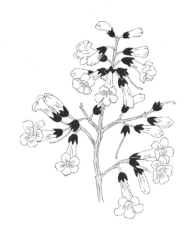

二候麦花

　　此时麦穗扬花，麦花素有"轻化细细""万顷雪光"之称，且花期寿命最短。

三候柳花

　　柳花开时思亲浓，人们喜欢清明插柳，喜欢吃柳芽，古今文人墨客也总吟咏柳树柳花，或是折柳赠别表达依依不舍之情。

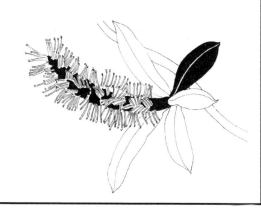

寄酬兼呈畏之员外

唐·李商隐

十岁裁诗走马成，冷灰残烛动离情。

桐花万里丹山路，雏凤清于老凤声。

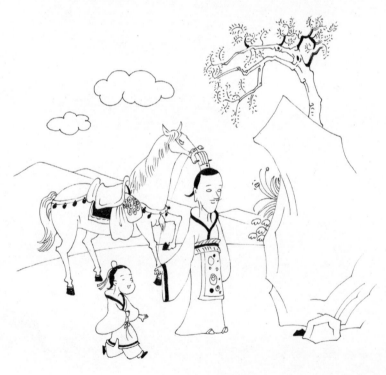

蜡烛点点、滴泪成灰，凄凄满别情的送别宴席上，十岁的韩偓文思敏捷的就像东晋的袁虎一样，走马之间即成文章。在那万里长的丹山路上，桐花盛开，花丛中传来那雏凤的鸣声，一定会比那老凤更为清亮动听。

四时田园杂兴

宋·范成大

梅子金黄杏子肥，麦花雪白菜花稀。

日长篱落无人过，唯有蜻蜓蛱蝶飞。

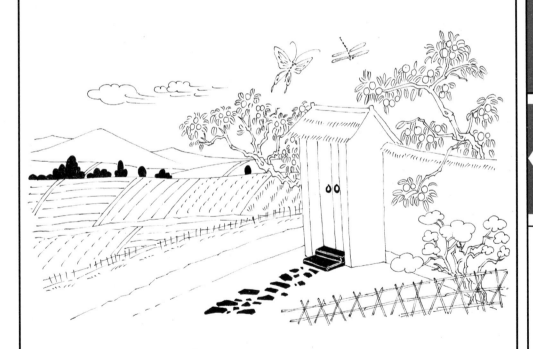

初夏正是梅子金黄、杏子肥的时节，麦穗扬着白花，油菜花差不多落尽正在结籽。夏天日长，篱落边无人过往，大家都在田间忙碌，只有蜻蜓和蝴蝶在翩翩起舞。

闲居初夏午睡起二绝句

宋·杨万里

梅子留酸软齿牙，芭蕉分绿与窗纱。

日长睡起无情思，闲看儿童捉柳花。

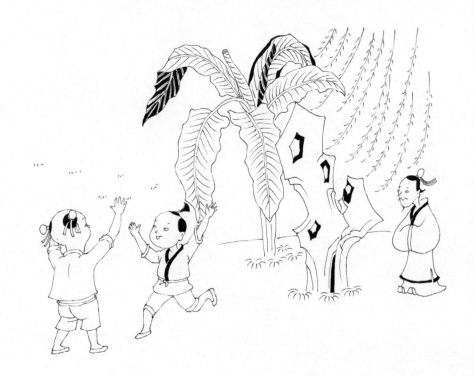

梅子味道很酸，吃过之后，余酸还残留在牙齿之间；芭蕉初长，而绿荫映衬到纱窗上。春去夏来，日长人倦，午睡后起来，情绪无聊，闲着无事观看儿童戏捉空中飘飞的柳絮。

农时

清明前后，种瓜种豆

　　种瓜种豆通常在清明左右，此时天气清澈明朗，万物欣欣向荣。清明时节，除东北与西北地区外，我国大部分地区的日平均气温已达12℃以上，大江南北直至长城内外，到处是一片繁忙的春耕景象。

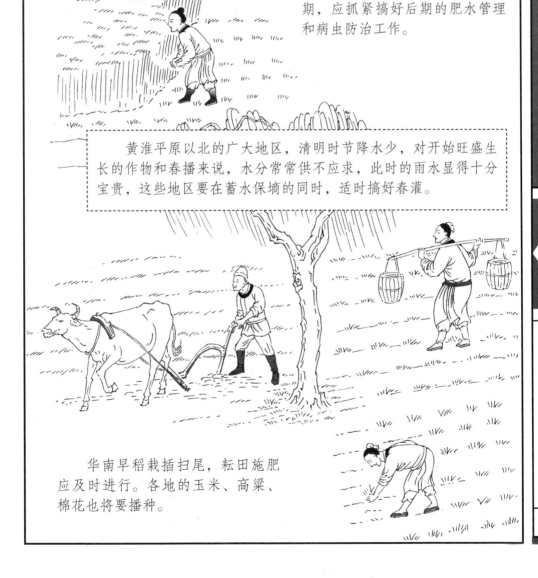

　　"清明时节，麦长三节"，黄淮地区以南的小麦即将孕穗，东北和西北地区小麦也进入拔节期，应抓紧搞好后期的肥水管理和病虫防治工作。

　　黄淮平原以北的广大地区，清明时节降水少，对开始旺盛生长的作物和春播来说，水分常常供不应求，此时的雨水显得十分宝贵，这些地区要在蓄水保墒的同时，适时搞好春灌。

　　华南早稻栽插扫尾，耘田施肥应及时进行。各地的玉米、高粱、棉花也将要播种。

天气

北国清明总难清

在北方，气温回升很快，降水稀少，干燥多风，是一年中沙尘天气较多的时段。北方许多地区4月份的平均气温都达到10～15℃。

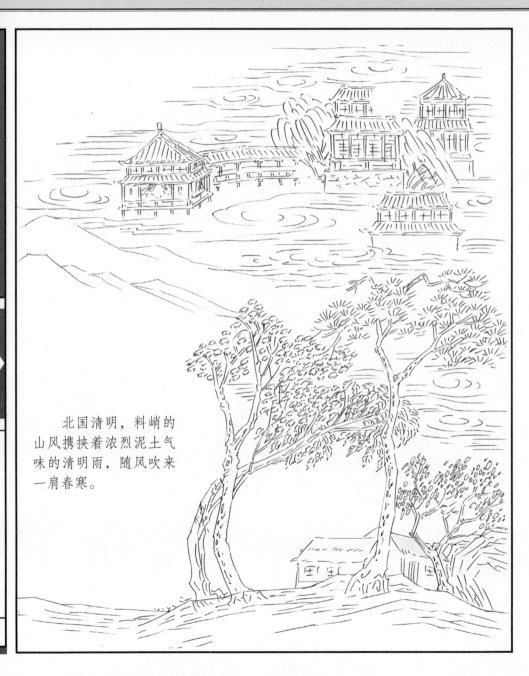

北国清明，料峭的山风携挟着浓烈泥土气味的清明雨，随风吹来一肩春寒。

江南清明雨纷纷

　　"清明时节雨纷纷"指的是江南的气候特色，此时时阴时晴，充沛的水分一般可满足作物生长的需要，令人烦恼和不能忽视的倒是雨水过多导致的湿渍和寡照的危害。

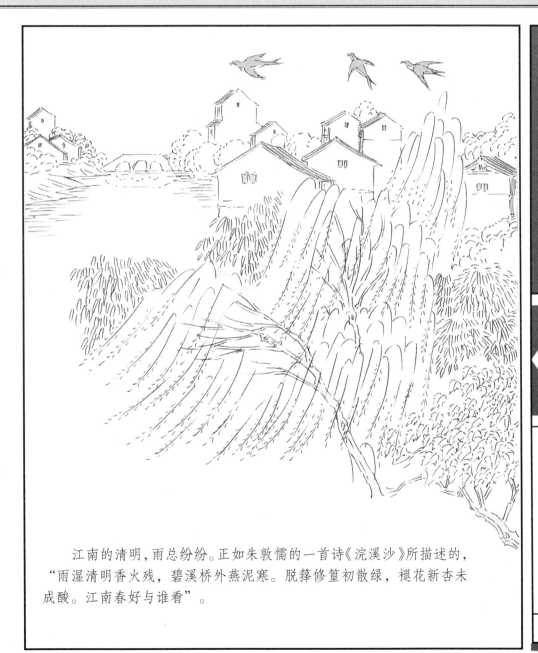

　　江南的清明，雨总纷纷。正如朱敦儒的一首诗《浣溪沙》所描述的，"雨湿清明香火残，碧溪桥外燕泥寒。脱箨修篁初散绿，褪花新杏未成酸。江南春好与谁看"。

清明主要风俗

清明节

清明节是我国最传统、最重要的祭祖和扫墓的日子。

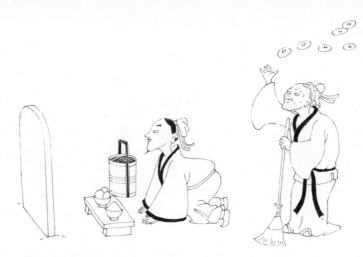

明《帝京景物略》载："三月清明日，男女扫墓，担提尊榼，轿马后挂楮锭，粲粲然满道也。拜者、酹者、哭者、为墓除草添土者，焚楮锭次，以纸钱置坟头。望中无纸钱，则孤坟矣。哭罢，不归也，趋芳树，择园圃，列坐尽醉。"

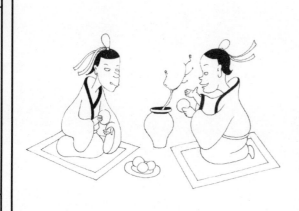

在墓前祭祖扫墓，这个习俗在中国起源甚早。早在西周时对墓葬就十分重视。东周战国时代孟子的齐人篇也曾提及一个为人所耻笑的齐国人，常到东郭坟墓乞食祭墓的祭品，可见战国时代扫墓之风气十分盛行。在墓前祭祀祖先谓之扫墓或称墓祭、扫拜，这个习俗在中国起源甚早。

寒食节

　　寒食节也称作"禁烟节""冷节"。相传源于春秋时代的晋国。按照古代的风俗，节日期间要禁止一切烟火，包括生火做饭，为此必须事先准备好熟食，到时只能吃些冷的食物，所以叫"寒食"。

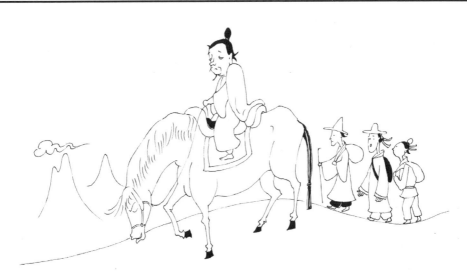

　　春秋战国时代，晋献公的妃子骊姬为了让自己的儿子奚齐继位，就设计谋害太子申生，申生被逼自杀。申生的弟弟重耳，为了躲避祸害，便和几位忠心的臣子流亡在外。

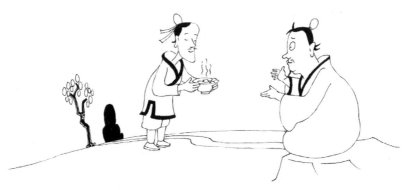

　　在流亡期间，重耳受尽困苦屈辱。有一次，重耳饿晕了过去。介子推为了救重耳，从自己腿上割下了一块肉，做了碗汤食给重耳吃。

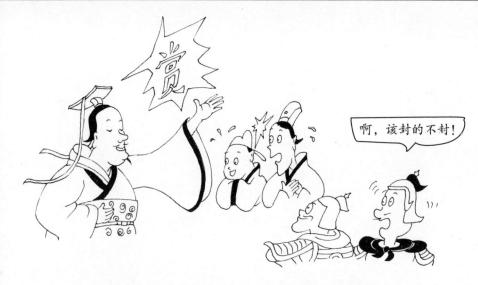

啊，该封的不封！

　　十九年后，重耳回国做了君主，就是著名春秋五霸之一晋文公。重耳执政后，大加封赏有功之臣，却把介子推给忘记了。

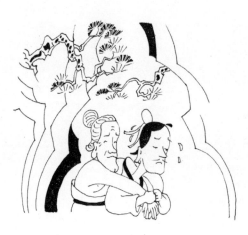

　　后来一位大臣在晋文公面前为介子推叫屈。晋文公猛然忆起旧事，心中有愧，马上差人去请介子推上朝受赏封官。可是，差人去了几趟，介子推不来，却背着母亲躲进深山里。

晋文公便让御林军进山搜索，却没找到。于是，有人出了个主意说，不如放火烧山，大火起时介子推就会出来。于是，晋文公下令烧山，孰料大火却烧了三天三夜。大火熄灭后，却终究不见介子推出来。上山一看，介子推母子俩抱着一棵烧焦的大柳树已经死了。

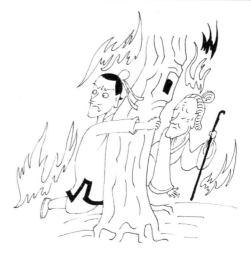

割肉奉君尽丹心，
但愿主公常清明。
柳下做鬼终不见，
强似伴君作谏臣。
……

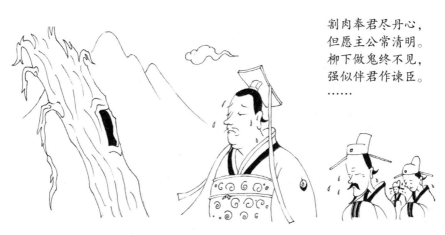

晋文公望着介子推的尸体悲痛欲绝，无意中发现柳树洞里有一块血襟，上面题了一首血诗。为了纪念介子推，晋文公下令将绵山改为"介山"，并在山上建立祠堂，将放火烧山的这一天定为寒食节，晓谕全国，每年这天禁忌烟火，只吃寒食。

踏青：踏青是常见的寒食节习俗。清明节时期春光明媚、草木吐绿，也正是人们踏青的好时候，所以古人有清明踏青并开展一系列体育活动的习俗。

打秋千：打秋千起源于何时？一说是由古代北方少数民族的一项习武活动擅变而来，一说起源于汉武帝时代。高承《事物纪原》认为秋千为汉武帝后庭之戏，本为千秋，是祝寿之词，后世倒语为"秋千"。

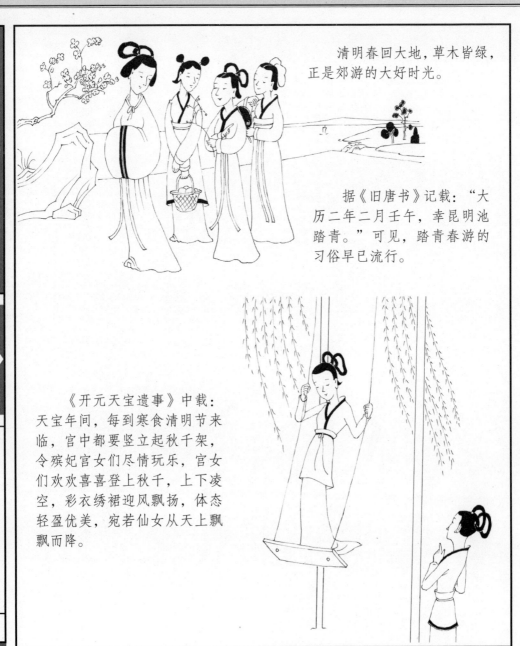

清明春回大地，草木皆绿，正是郊游的大好时光。

据《旧唐书》记载："大历二年二月壬午，幸昆明池踏青。"可见，踏青春游的习俗早已流行。

《开元天宝遗事》中载：天宝年间，每到寒食清明节来临，宫中都要竖立起秋千架，令殡妃宫女们尽情玩乐，宫女们欢欢喜喜登上秋千，上下凌空，彩衣绣裙迎风飘扬，体态轻盈优美，宛若仙女从天上飘飘而降。

蹴鞠： 踢足球也是清明节常举行的娱乐活动，也是古代寒食节的习俗。

拔河： 早期叫"牵钩""钩强"，唐朝始叫"拔河"。它发明于春秋后期，开始盛行于军中，后来流传于民间。

鞠是一种皮球，球皮用皮革做成，球内用毛塞紧。蹴鞠，就是用足去踢球。这是古代清明节时人们喜爱的一种游戏。相传是黄帝发明的，最初目的是用来训练武士。展踢球活动，以此习武娱乐。

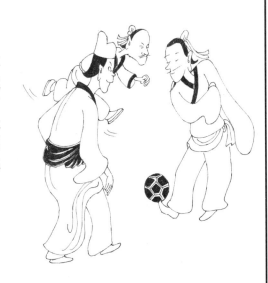

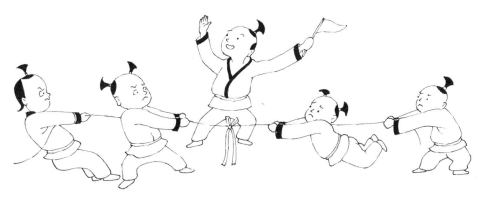

唐玄宗时曾在清明节举行大规模的拔河比赛。从那时起，拔河成为清明习俗的一部分。

放风筝：清明放风筝是普遍流行的习俗。在古人眼里，放风筝可以连同身上的秽气一起放走。

植树：清明前后，春阳照临，春雨飞洒，种植树苗成活率高，成长快。因此，自古以来，我国就有清明植树的习惯。

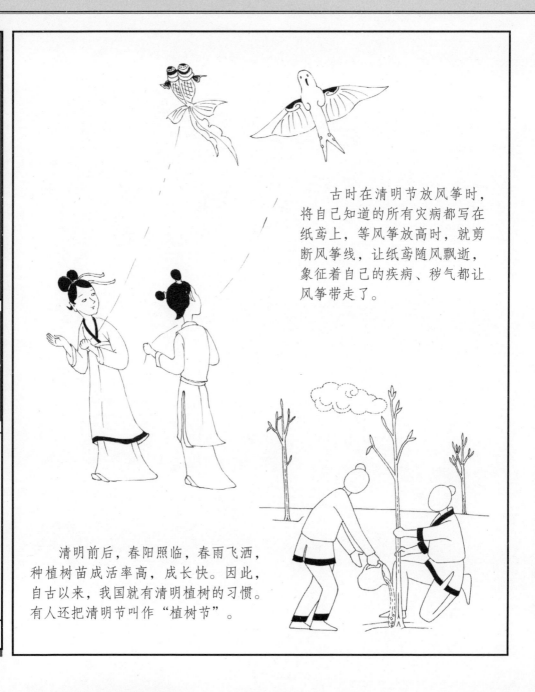

古时在清明节放风筝时，将自己知道的所有灾病都写在纸鸢上，等风筝放高时，就剪断风筝线，让纸鸢随风飘逝，象征着自己的疾病、秽气都让风筝带走了。

清明前后，春阳照临，春雨飞洒，种植树苗成活率高，成长快。因此，自古以来，我国就有清明植树的习惯。有人还把清明节叫作"植树节"。

斗鸡： 古代清明盛行斗鸡游戏，斗鸡由清明开始，斗到夏至为止。我国最早的斗鸡记录见于《左传》。

插柳： 据说，插柳的风俗也是为了纪念"教民稼穑"的农事祖师神农氏。有的地方，人们把柳枝插在屋檐下，以预报天气。古谚有"柳条青，雨蒙蒙；柳条干，晴了天"的说法。

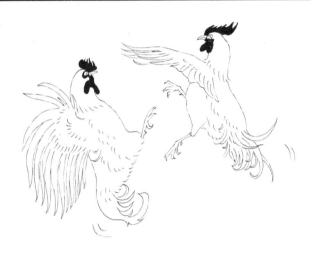

唐代，斗鸡成风，不仅是民间斗鸡，连皇上也参加斗鸡。如唐玄宗最喜斗鸡。

"折柳赠别"就蕴含着"春常在"的祝愿。古人送行折柳相送，也喻意亲人离别去乡正如离枝的柳条，希望他到新的地方，能很快地生根发芽，好像柳枝之随处可活。它是一种对友人的美好祝愿。

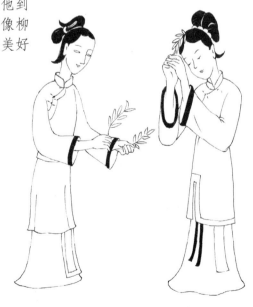

折柳枝赠别亲人，因"柳""留"谐音，挽留之意。这种习俗最早起源于《诗经·小雅·采薇》里"昔我往矣，杨柳依依"。

清明养生大攻略

清明百花香，过敏也来凑热闹

肥胖者，大腹便便、百病丛生

清明肝火旺，开肋顺气治口苦

高血压复发，调畅肝肾可减压

焦躁常叹气，气郁不顺惹的祸

春来困不醒，提神有妙招

清明百花香，过敏也来凑热闹

　　清明时节，冰雪早已消融，天气清澈明朗，郊外众多花卉开始竞相绽放。但在享受美好春光的同时，有些人却容易对气味、花粉过敏，出现皮肤瘙痒难忍、抓破后有血痂等过敏性皮炎，以及鼻子奇痒难忍，接二连三打喷嚏、流鼻涕等过敏性鼻炎症状，给本来阳光的心情大打折扣。

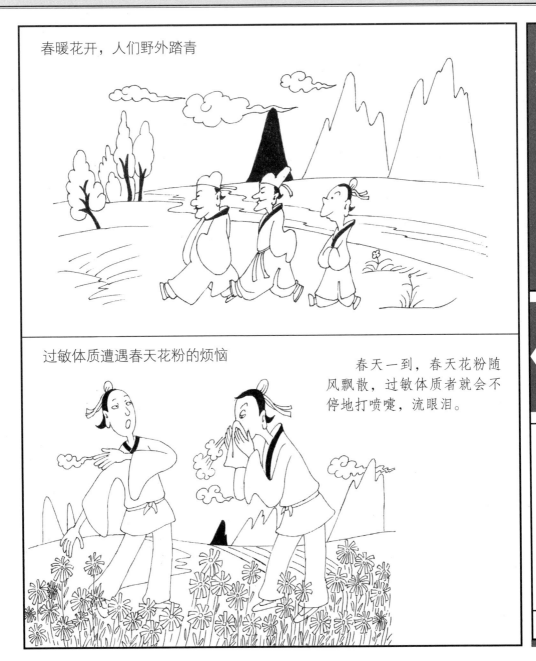

春暖花开，人们野外踏青

过敏体质遭遇春天花粉的烦恼

春天一到，春天花粉随风飘散，过敏体质者就会不停地打喷嚏，流眼泪。

中医论花粉症

　　很多人认为花粉症是由于花粉中的某些成分引起的，中医认识花粉症比较不关心外因，而注重内因，关注个人体质。就是说，同样呼吸含有花粉的空气，为什么你过敏，而健康的人不过敏？

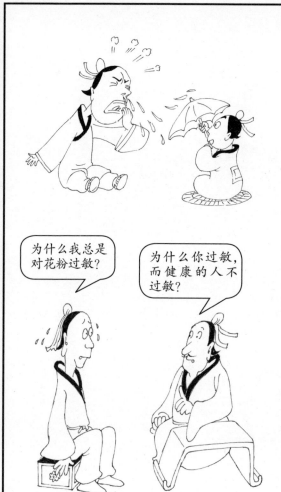

中医认为，鼻子、眼睛以及皮肤痒，都是受了风邪的表现，而流清水样鼻涕、流眼泪的则是受了寒邪。

《黄帝内经》讲："诸病水液，澄澈清冷，皆属于寒。"中医认为，花粉症是因为冬日闭藏不当，以至于感受了风邪和寒邪，淤积在体内。

春季阳气生发，这种生发包括外界阳气生发的引诱和内在阳气生发的鼓舞，这种阳气试图把身体里面的风邪和寒邪驱逐到体外。

　　所以，花粉症过敏是正气驱逐邪气的一种表现，就像人感冒会出现发烧一样，不应该去遏制它，而是应该去帮助它把风寒驱逐出体外，这样过敏才能从根上解除。

中医治疗花粉症的方法也很简单，"病痰饮者，当用温药和之"，就是用一些辛温、辛热、发散的药，把体内的寒气散出来。

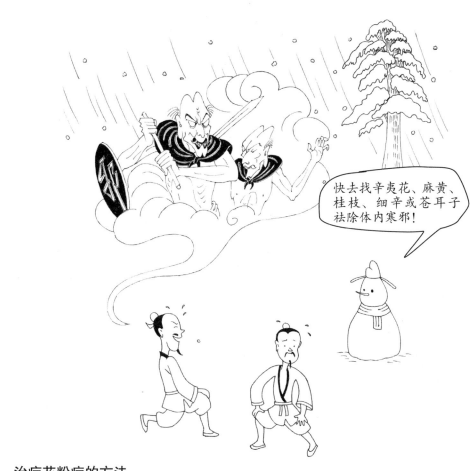

快去找辛夷花、麻黄、桂枝、细辛或苍耳子祛除体内寒邪！

治疗花粉症的方法

　　1.用桂枝、肉桂、干姜、生姜煎汤加入红糖饮用，可以化掉脾胃中的寒痰和冷涎。

　　2.用细辛、苍术、白芷煎汤，煎汤时冒出香气去闻，熏蒸口、鼻及眼睛，既可通鼻开窍，又能缓解眼睛刺痒等症状。细辛、苍术、白芷各用30克，可以根据自身的症状进行调整，煎药时不要敞开盖子，大概5分钟后就可以用了。

饮食以益气固表为宜，避开日常过敏原

　　虽说先天遗传是导致特禀体质的主要原因，但通过后天合理的调养，会大大改善过敏症状，而后天的改善最主要的还得从日常饮食与起居方面入手。

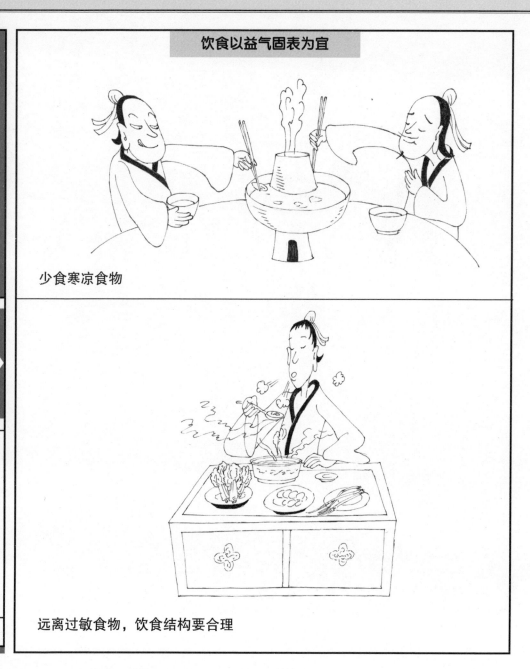

饮食以益气固表为宜

少食寒凉食物

远离过敏食物，饮食结构要合理

食物过敏原

　　过敏体质除了遗传因素外，虽说有些食物能诱发病情，例如，肉类、牛奶、禽蛋等动物性食品成了罪魁祸首。但是，有些食物的摄入，则会使过敏体质得到较大的改善，如金针菇、灵芝、大枣、胡萝卜、蜂蜜等。

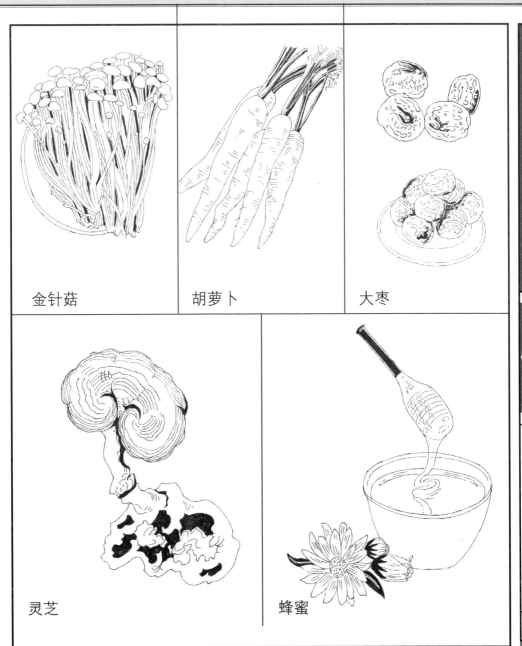

金针菇　　　　　胡萝卜　　　　　大枣

灵芝　　　　　蜂蜜

避开过敏原

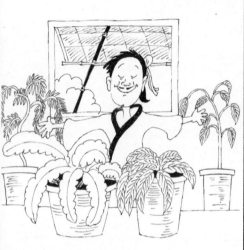

居室通风，室内清洁

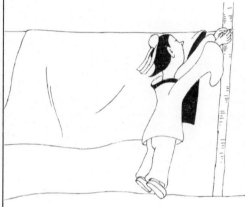

勤洗床单、被子

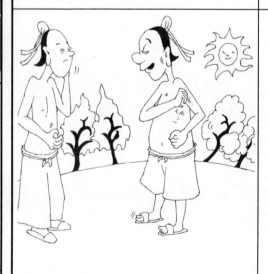

春季减少外出活动

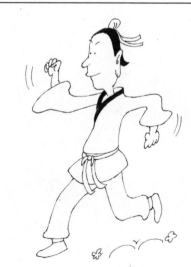

起居有规律，加强体育锻炼

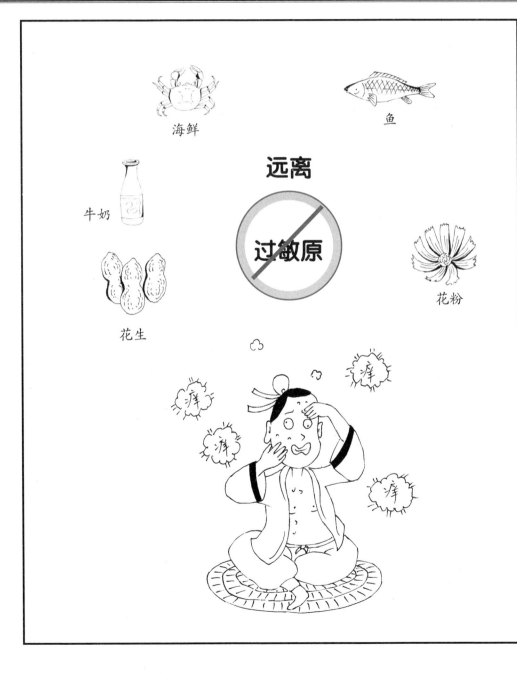

海鲜

鱼

牛奶

远离

过敏原

花粉

花生

中医论过敏性鼻炎

　　中医学认为"肺开窍于鼻"，鼻炎多是由于肺气不足所致。当肺内的寒气不能外排，致使气机不畅时，就会出现鼻窍不通、鼻塞、头痛等症状。此外，"脾为肺之母"，脾属土，肺属金，肺气虚往往还跟脾虚有关。那些脾肺都虚弱的人，就会出现鼻炎、过敏的症状了。

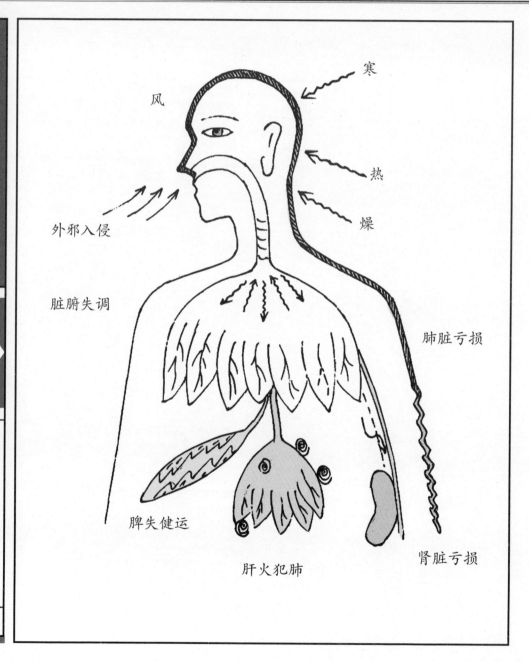

风

寒

热

燥

外邪入侵

脏腑失调

肺脏亏损

脾失健运

肝火犯肺

肾脏亏损

过敏性皮炎分类

中医学认为，过敏性皮炎可分为两种，即湿热蕴结型和风热血热型。根据不同的致病因，应采取不同的治疗方法。

类型	病症表现	治疗原则	实用方剂
湿热蕴结型	瘙痒不止，以下半身为重，受热加重，抓破后渗出液较多，女子带下量多，伴口干口苦，胸胁胀闷，小便黄赤，大便秘结，舌红，苔腻，脉滑数。多见于年轻人	清热、利湿、止痒	取薏苡仁、马齿苋各30克，红糖适量。先将薏苡仁和马齿苋加水煮熟，再加红糖调味。每日1剂，连用7日
风热血热型	瘙痒剧烈，遇热更甚，皮肤抓破后有血痂，伴心烦，口干，小便黄，大便干结，舌淡红，苔薄黄，脉浮数	疏风、清热、凉血	墨旱莲75克，猪肝35克，酱油、食盐、味精、淀粉各适量。将猪肝洗净切片，用酱油、淀粉调匀。先取墨旱莲水煎取汁，纳入猪肝片煮熟，用食盐、味精调服，每日1剂

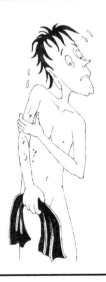

过敏性皮炎，是由许多因素导致的皮肤炎症反应。轻者局部皮肤充血，边缘有清楚的淡血斑，有灼痒感；重者在红斑基础上发生丘疹、水疱、糜烂，会感到疼痛。除了气温、湿度等天气原因，室内密闭、不通风也是引起过敏性皮炎的重要因素。

湿疹、荨麻疹等

图解百姓天天养生丛书

类型	原料	制作	备注
过敏性哮喘发作	射干、半夏、款冬花、葶苈子各10克，麻黄8克，生姜30克，细辛3克，五味子6克，鱼腥草、野荞麦各30克	将上药煎汤饮用，每日1剂	若患者痰黄则加黄芩10克；痰多加陈皮、白芥子各10克；怕冷者加荆芥、防风各10克
过敏性哮喘缓解	生黄芪30克，党参20克，茯苓15克，防风、白术、陈皮、山茱萸各12克，补骨脂、款冬花各10克	将上药煎汤饮用	如果条件允许，可加紫河车10克，每日1剂

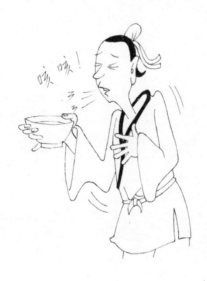

过敏性哮喘

肥胖者，大腹便便、百病丛生

腹部是人体五脏六腑的集装箱。包括脾、胃、肝、胆、肾、膀胱、大肠、小肠、子宫等脏腑，如果腹部经络不通，温度过低，都会影响脏腑功能，而腹部的保养对调理脏腑的慢性疾病会起到直接的效果。

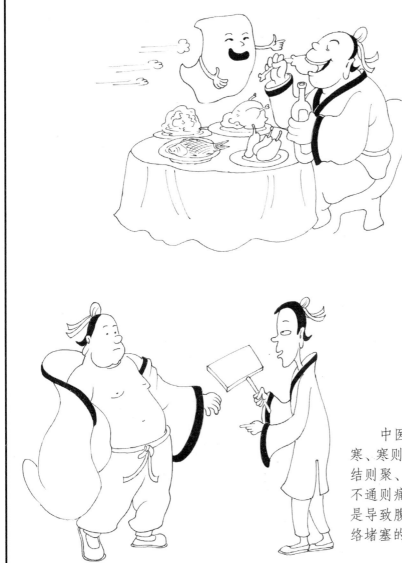

中医认为：阴属寒、寒则凝、凝则结、结则聚、聚则不通、不通则痛。腹部寒凉是导致腹部肥胖、经络堵塞的最大原因。

一源三岐,腹部是人体的生命点

《医学源始》载:"人之始生先于脐与命门,故为十二经脉之始生,五脏六腑之成形故也。"中医指的任脉、冲脉、督脉均起于小腹内的胞宫之中,所以又被称为"一源三岐",三者经脉相通。

腹部是人体的生命点

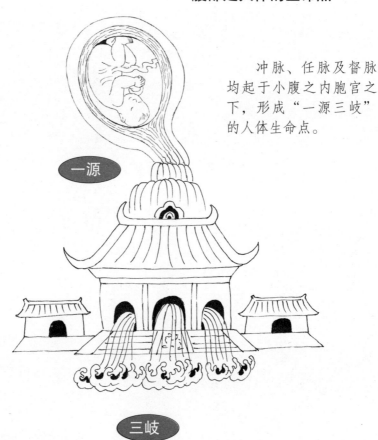

冲脉、任脉及督脉均起于小腹之内胞宫之下,形成"一源三岐"的人体生命点。

一源

三岐

| 任脉:有统任全身的阴经,调节五脏的作用。 | 督脉:有总督全身各阳经,调节六腑的作用。 | 冲脉:总领全身气血,根据任督的调节,营养五脏六腑全身经脉。 |

驱寒暖肺，需打通腹部寒凝

　　人体腹部是六条阴经聚会的地方，所以腹部是先天最容易寒凝的地方，犹如中国的北方一样。根据寒则凝的定律，寒凝最容易使有形的物质特别是脂肪凝结积聚。

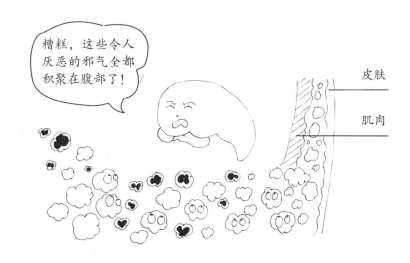

　　俗话讲：冰冻三尺，非一日之寒。所以腹部往往是首先形成肥胖的根源，长此以往痰湿瘀毒、脂肪寒凝积聚于腹部，堵塞经脉，造成经脉不通，气机升降不畅，严重影响了经脉正常运行，腹部越积越大，甚至久积成病。所以说腹部积聚的形成便成了万病的根源。

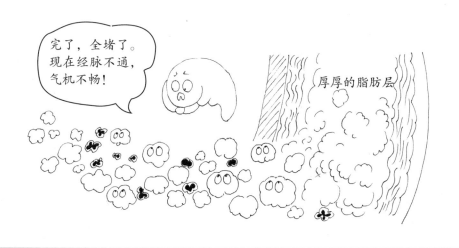

道家养生揉腹术，驱寒暖肺，治疗鼻炎

　　神阙穴是任脉的一个要穴，同时也是冲脉的循行必经之地，为经气的汇海。无论是五脏六腑、四肢百骸，还是五官九窍、皮肉筋骨都与神阙穴相通联。所以按摩神阙穴，不仅对于过敏性鼻炎，对于关节炎、中风、荨麻疹等病都有很好的疗效。

转动手掌时不宜用力过大，抚摩时略微轻加一点压力。

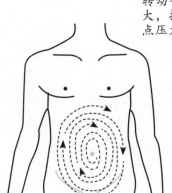

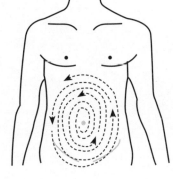

　　仰卧床上，全身放松。将手掌平放在肚脐上（左右手均可），以肚脐为中心点，沿顺时针方向，慢慢转圆圈抚摩，先转小圈，圆圈逐渐向外扩大，直至扩大到整个腹部。

　　完成顺时针方向的抚摩后，以逆时针方向顺前路线转圈，圆圈逐渐缩小，直至回到肚脐的中心点上。

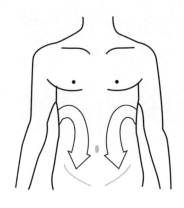

快速揉腹功：先将双手搓热，掌心朝下，放置下腹肚脐两侧，迅速摩揉腹部两边，双手在肚脐附近相遇下行。练习次数以按揉腹部组织发热为宜。这套快速揉腹功能够对腹部起到强烈的刺激作用，使之产生更多的能量，可用来减轻内部器官的疾病，帮助肠胃蠕动。

春分时节，女性切记不露腹

现在很多女性患妇科病，大部分都是因为自身对腹部和腰部的不重视所引起，尤其是初春露脐装与低腰裤最为害人，很多爱美的女孩子可能不知道，肚脐部位和命门穴是必须层层掩盖受保护的地方。

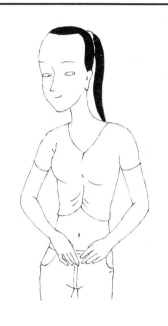

神阙穴（肚脐）
↓
命门穴
↓

这两个部位如果平时不加以保护，时常露在外面受风着凉，最终会导致：月经不调、痛经、子宫肌瘤栓塞、巧克力囊肿、不孕、不育、内分泌失调等。

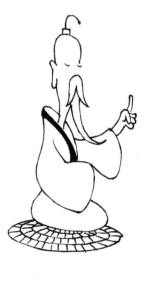

《易经》卦象腹部为坤卦，坤为土，因此，腹部保暖对人体健康很重要，尤其对女性。

清朝徐珂在《清稗类钞》一书服饰类中说道："抹胸（肚兜），胸间小衣也，一名抹腹，又名抹肚；以方尺之布为之，紧束前胸，以防风寒内侵者，俗称兜肚。男女皆有之。"

清明肝火旺，开肋顺气治口苦

春天到了，很多人早上起来总是感觉嘴里发干、发涩、发苦，而且这种苦的味道长期挥之不去。从中医学角度来讲，口苦是内热或外感风寒化热侵袭胆经的表现。

肝

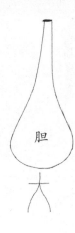

胆

第一：口苦是因为肝胆气上冲，导致本来应该下行到小肠消化食物的胆汁苦味上逆。《素问·痿论》里面说，"肝气热，则胆泄口苦……"是说肝火、肝气过盛会导致口苦。

第二：长期情绪，情志的郁怒，气机不顺畅导致肝气郁结。

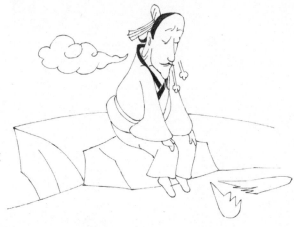

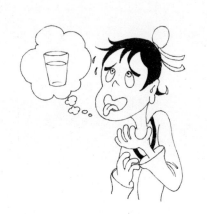

第三：郁怒、压抑均可导致肝胆气机郁滞，胆汁排泄不通畅，造成口苦。《灵枢邪气脏腑病形》中说："胆病者，善太息，口苦。"胆作为六腑之一，一旦出现问题，就会出现这样的症状，老是喜欢叹气，叹完气就觉得舒服。

敲胆经改善胆功能：胆经循行在身体两侧。腹部为阴面，背部为阳面，胆经正好走在阴面和阳面的中间部位。从上到下敲打敲打，就有助于缓解口苦的症状。

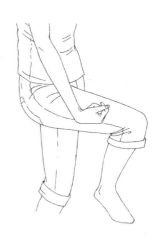

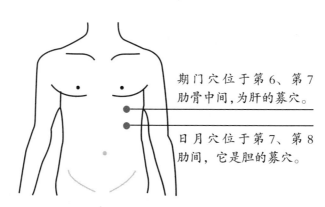

　　口苦者在饮食上要忌食辛辣、热性食物，适当多吃芳香的、酸味东西，少吃油腻。

期门穴位于第6、第7肋骨中间，为肝的募穴。

日月穴位于第7、第8肋间，它是胆的募穴。

　　推拿按摩开胸顺气：用手掌贴着肋骨的缘，一条一条往上推，力度缓慢轻柔，特别是期门穴和日月穴。当我们顺着肋骨间隙推到腋下以后，再顺着手太阴肺经、手厥阴心包经和手少阴心经从指尖一直推出去，这就是开胸顺气。

高血压复发，调畅肝肾可减压

清明时节气温、日照、降水趋于上升和增多。然而，这段时间是高血压、呼吸系统疾病和哮喘的高发期，很多人会出现头痛、晕眩、失眠、健忘等不适症状，对此千万不可大意，因为这是血压升高的信号。

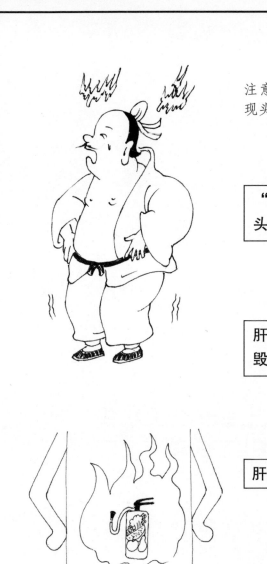

患有高血压的朋友要格外注意，尤其是老人家，容易出现头痛、眩晕一类的症状。

"火性上炎"，所以居高的头部就会出现问题

肝火引燃心火，两火同燃，毁灭健康，危害相当大

肝属木，木能生火，而火为心

春阳旺盛，气温升高

什么是高血压

血液在血管内向前流动时对血管壁造成的侧压力，叫作血压。高血压就是血液在流动时对血管壁造成的侧压力高出正常值。

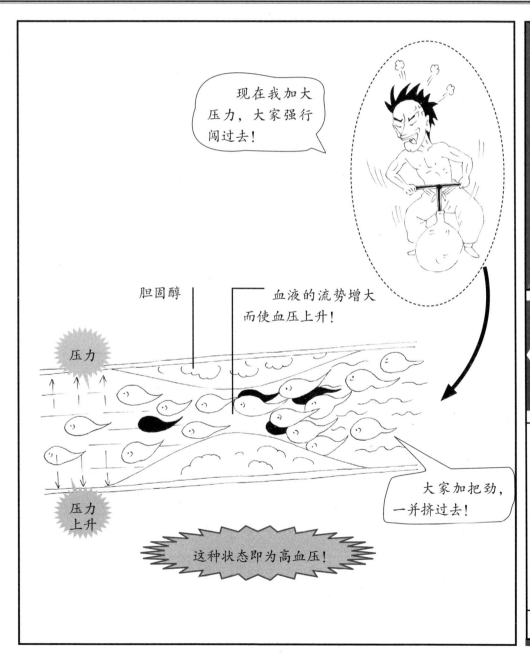

清明养肝不宜进补，抓紧"灭火"很关键

春阳升发已经相当旺盛，气温也在不断升高。随着温度的上升，部分人发脾气的次数也在增加。这个时候肝火很旺，所以您不适合再进补了，否则便是火上浇油。

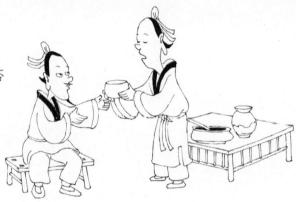

春秋肝火很旺，不适合再进补了，否则便是火上浇油。

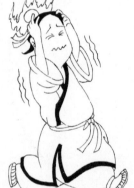

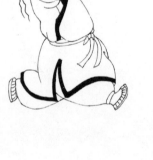

禁忌：脾胃虚寒、胃肠不好、常拉肚子者以及孕妇禁用，以防引起胃肠不适。

苦菊拌苋菜

材料：苦菊、苋菜各250克。

做法：苦菊、苋菜入热水中焯一下，然后入盘中加盐、蒜等调料即可食用，每日2次。

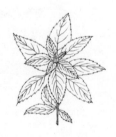

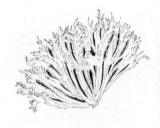

苦菊嫩绿，微苦，能抗菌、解热、明目；苋菜清热、降火。两菜同食即有清心祛火、通便利湿、排毒养颜等作用，适合有口苦、焦虑、燥热、便秘及痔疮等各种肝火症状者食用。

菜中甘草：养护肝脏、降低血压

荠菜被誉为"菜中甘草"。中医认为，荠菜味甘性凉，归肝、脾、肺经，有凉肝明目、利湿通淋、降压止血的功效。正如农谚："三月三，荠菜赛灵丹"。不管荠菜的那种做法，都是望之色泽诱人、食之味道鲜美，并且还能养护肝脏、降低血压。

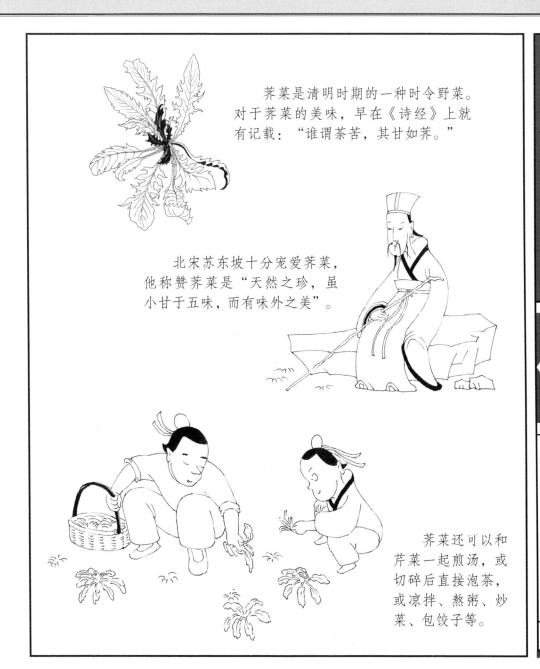

荠菜是清明时期的一种时令野菜。对于荠菜的美味，早在《诗经》上就有记载："谁谓荼苦，其甘如荠。"

北宋苏东坡十分宠爱荠菜，他称赞荠菜是"天然之珍，虽小甘于五味，而有味外之美"。

荠菜还可以和芹菜一起煎汤，或切碎后直接泡茶，或凉拌、熬粥、炒菜、包饺子等。

降压，从条畅肝阳入手

　　中医学认为，春季与肝相对应。肝的功能是调节全身的气血运行，发挥其"主疏泄"的功能。如果肝"主疏泄"的功能失常，体内的阳气得不到发散，就会出现肝气郁积的情况，影响人体的正常运作，进而诱发高血压等疾病。所以，要防止高血压的发生，就需要从护理肝、条畅肝阳入手。

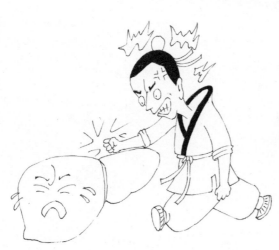

肝阳上亢，多因肝肾阴虚，水不涵木，肝阳亢逆无所制，气火上扰。

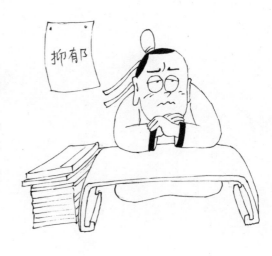

肝有疏泄作用，喜舒畅而恶抑郁。如肝失疏泄或情绪抑郁不舒，均可引起肝气郁结。

按摩涌泉，降血压，补肾阳

《黄帝内经》中说："肾出于涌泉，涌泉者足心也。"意思是说：肾经之气来源于足下涌泉穴。此穴能滋养灌溉人体周身，可起到补足阳气、让生命长青的作用。按摩足底下的涌泉穴也是降低血压的好方法。

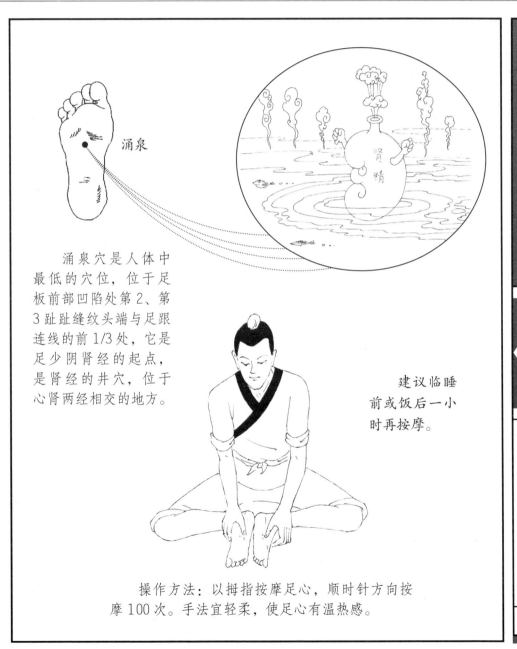

涌泉

涌泉穴是人体中最低的穴位，位于足板前部凹陷处第2、第3趾趾缝纹头端与足跟连线的前1/3处，它是足少阴肾经的起点，是肾经的井穴，位于心肾两经相交的地方。

建议临睡前或饭后一小时再按摩。

操作方法：以拇指按摩足心，顺时针方向按摩100次。手法宜轻柔，使足心有温热感。

敲打腹部，平衡肝火，降压减脂

敲打腹部，可将体内的火气更快地清理出去，另外，减腹法还可清理出体内多余的脂肪，既能达到降压减脂的效果，又能实现健康减腹的目的。

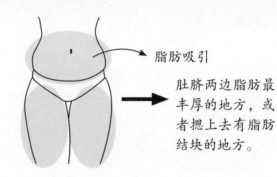

脂肪吸引

肚脐两边脂肪最丰厚的地方，或者摁上去有脂肪结块的地方。

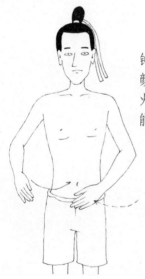

每天敲打肚脐两旁。双手用力拍打10分钟。大多数人都能拍出红、紫、青、黑等不同颜色的痧斑、包点，这就是体内瘀滞的寒湿、火毒被拍出来的表现。拍完后马上喝一杯温水，能加速排毒。

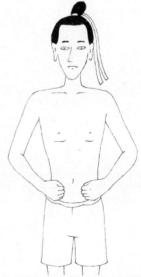

每天敲天枢穴至少两次，每次5~10分钟，敲至小腹发热为止。天枢穴属于胃经，又联系大肠，最能通肠道、排宿便，是名副其实的减肥大穴。

推任开泉，为降血压开路

推任开泉就是打通任脉和足底的涌泉穴，引气血下行，起到平心静气的效果，为降血压打好基础。

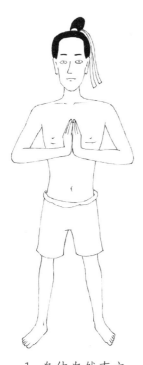

1.身体自然直立，双腿分开一肩宽，两膝盖稍微弯曲，保持微蹲的状态，双手合十胸前。

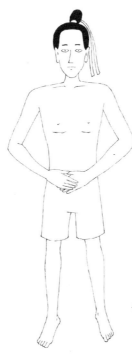

2.掌跟顶住胸骨沿着身体正中线的任脉交替向下推动。从胸骨推到肚脐，反复推50~100次。

3.然后双手交叠在脐部，抬足跟30~50次。

敲通三阴，降血压

俗话说，降压"良药"少不了三阴交穴。每天敲打，可迅速激发三阴交，从而起到降压的作用。

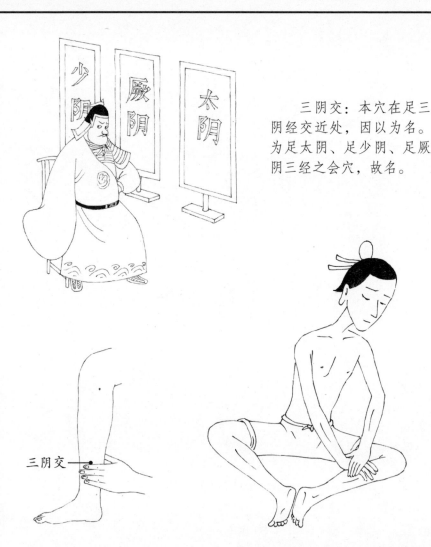

三阴交：本穴在足三阴经交近处，因以为名。为足太阴、足少阴、足厥阴三经之会穴，故名。

三阴交

坐下来，双腿弯曲，足心相对，膝盖向两侧打开；双手握拳轻敲内踝骨向上四横指的三阴交穴，由轻到重敲100次。这个体式能打通肝、脾、肾这三条经络，激发到三阴交穴，从而起到降压的效果。

左右通关，既降压又养生

　　每天坚持做"左右通关"功，可以对五脏六腑起到很好的按摩作用，能够在降压的同时，又能起到良好的养生作用。

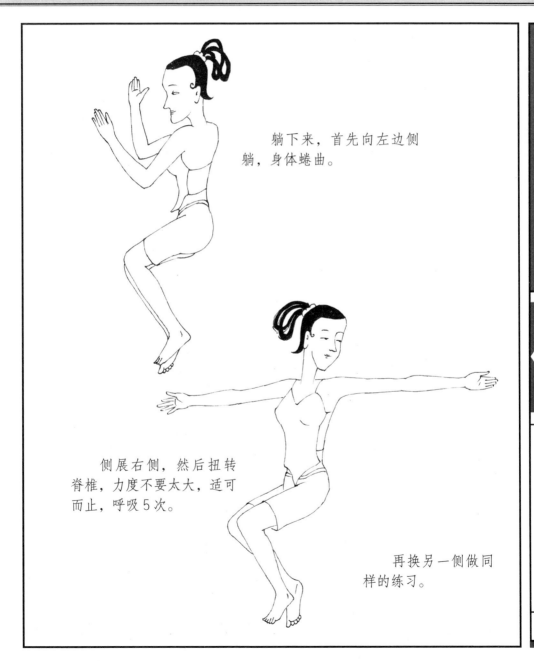

躺下来，首先向左边侧躺，身体蜷曲。

侧展右侧，然后扭转脊椎，力度不要太大，适可而止，呼吸5次。

再换另一侧做同样的练习。

焦躁常叹气，气郁不顺惹的祸

清明时节正是踏春的好时候，但有些人却无心享受美景，经常感到闷闷不乐、焦虑不安，无缘无故地叹气，咽喉部常有堵塞感或异物感，容易失眠、健忘。这便是中医常说的气郁不顺。

气郁不顺则上火

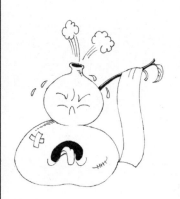

中医学认为，机体的各种生理活动，实质上都是气在人体内运动的具体体现。人体的气，除与先天禀赋、后天环境以及饮食营养相关以外，还与肾、脾、胃、肺的生理功能密切相关。

当"气有余便是火"，所谓"气有余"，是指我们身体里气的供应已经超过我们的消耗需求，总有很多的气无法消耗出去。当气不能外达而结聚于内时，便形成"气郁"。气郁积累到一定程度，便会到处惹是生非，从而导致气郁则上火。

基于中医整体观的辨证论治切入点

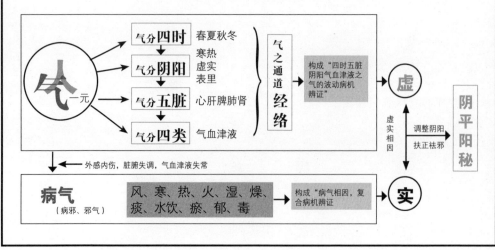

有火发出来，就是在养肝

　　肝无补法，只有破法。怒则伤肝，郁积严重就会伤身，必须将郁怒破掉。总而言之，有火就得发出来，有气就得散出来。

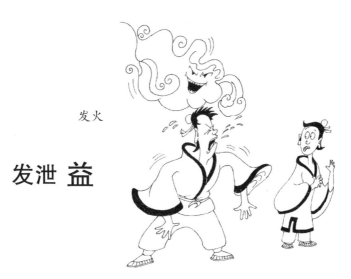

发火

发泄 益

心中有火发出来，气出有利身健康。

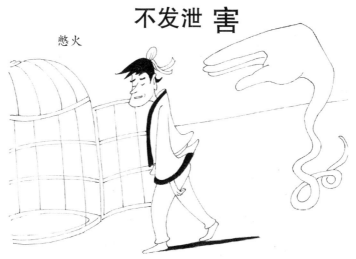

不发泄 害

憋火

有火就要发出来，气憋有害易伤肝。

既生瑜，何生亮

《黄帝内经》载："大怒则形气绝，而血菀于上，使人薄厥。"肝失疏泄，肝气在体内到处游荡。肝气犯脾，脾失运化，会感到腹胀；肝气犯胃，就会出现呃逆，吃不下食物，严重时甚至还会导致吐血。

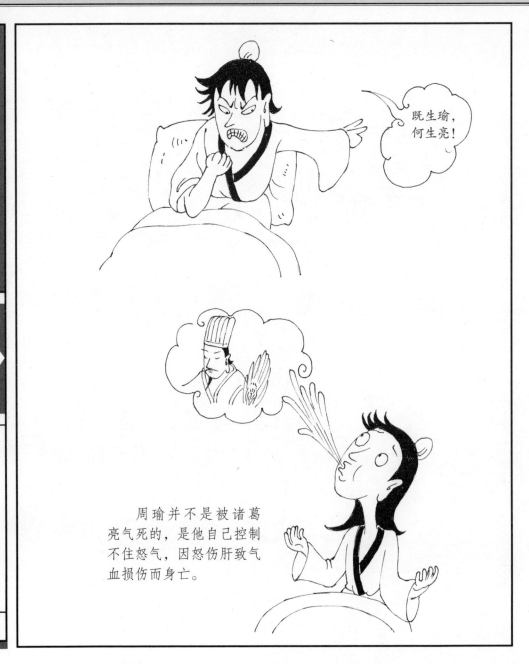

多食理气解郁的食物

    在饮食调理方面，气郁者要本着理气解郁、调理脾胃的原则选食物。

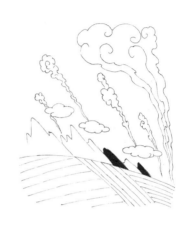

    多食一些能行气的食物，如佛手、橙子、陈皮、荞麦、韭菜、茴香、大蒜、火腿、高粱皮、刀豆等新鲜水果和蔬菜；忌食辛辣、咖啡、浓茶等刺激品。

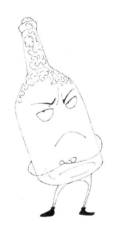

    少食肥甘厚味的食物及收敛酸涩之物，如乌梅、南瓜、泡菜、石榴、青梅、杨梅、草莓、阳桃、酸枣、李子、柠檬等，以免阻滞气机，气滞则血凝。

    亦不可多食冰冷食品，如雪糕、冰激凌、冰冻饮料等。

    因此，身体想要健康，就需要气血通畅，如果气血不通畅的话，就会导致患病。

萝卜一味，气煞太医

　　民间有 "冬吃萝卜夏吃姜，不要医生开药方" "萝卜一味，气煞太医" 之说。中医学认为，白萝卜色白，属金，入肺，性甘平辛，归肺、脾经，生吃具有止渴、清内热作用，熟食可消食健脾。经常食用白萝卜，可以颐养正气，提高免疫力，防止多种疾病。

图解百姓天天养生丛书

白萝卜煲羊腩汤

材料： 取白萝卜一个，羊腩 500 克，生姜 3 片，食盐少许。

做法： 大白萝卜去皮切成块状。羊腩洗净，切成块状备用。瓦煲内加入适量清水，先用猛火煲至水开，然后放入以上全部材料，改用中火继续煲 3 小时左右，加入少许食盐，即可食用。

功效： 具有补中益气，健脾消积食等功效。也可预防皮肤干燥、皲裂、生冻疮等。

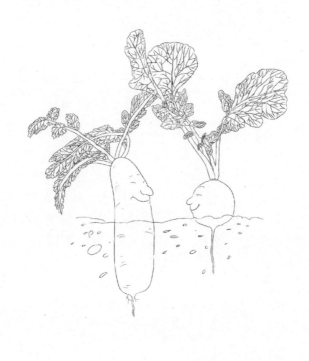

萝卜饼

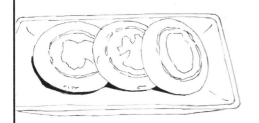

材料：白萝卜 250 克，瘦猪肉 100 克，生姜、葱白、精盐、菜油各适量，面粉 250 克。

做法：将萝卜丝用菜油炒至五成熟与肉丝等调料拌匀成馅，将面团加馅制成饼，放油锅烙熟，作主食长期食用。

主治：痰湿中阻之眩晕头痛，呕吐、咳喘，食后服胀等症。

蜜蒸萝卜

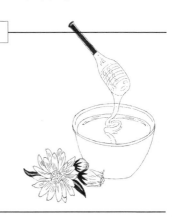

材料：鲜萝卜 1 个（约 500 克）、蜂蜜 60 克。

做法：将萝卜洗净削皮，挖空萝卜中心，装入蜂蜜，用碗盛载，隔水蒸熟服食。

主治：具有润肺、止咳、化痰之功，适用于慢性支气管炎、咳嗽、肺结合之咽干、痰中带血等症。

双银汤

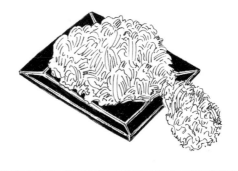

材料：银耳、白萝卜、鸭汤。

做法：将萝卜切丝，银耳分成瓣儿，放入清淡的鸭汤中小火清炖，注意时间不要过长。

主治：白萝卜清热祛痰，银耳补肺气，鸭汤性温，三者结合在一起，是老少皆宜的佳品。适宜有气管炎病史及整日口干舌燥爱上火的人。

我原本不是气郁体质

　　现在有不少年轻人，因工作压力大，或是感觉自己怀才不遇抑郁寡欢，长此以往也容易形成气郁。另外，有些人欲望多，但却难以实现，一旦遭受挫折，就容易陷入抑郁，如果长时间得不到调整，就会形成气郁体质。

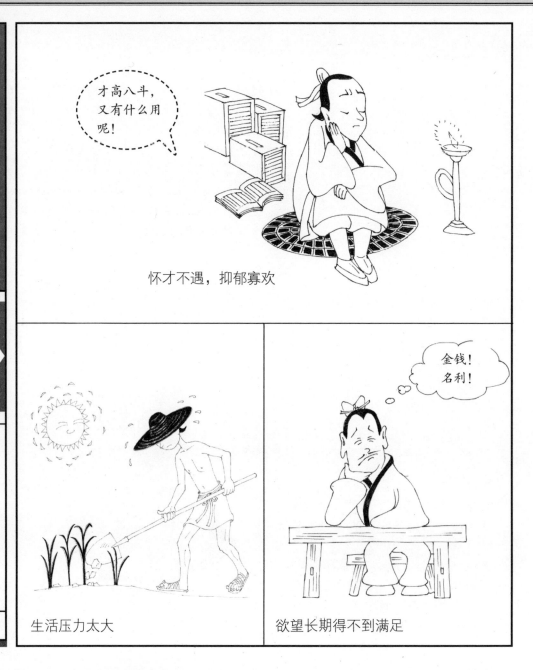

怀才不遇，抑郁寡欢

生活压力太大

欲望长期得不到满足

图解百姓天天养生丛书

健康顺时生活春分清明谷雨篇

气郁体质，最好别长期熬夜

气郁体质者，如果长期熬夜过分用眼则会过度消耗肝血，往往更得不偿失，因为肝胆相接，肝主藏血，心润于筋。肝储血不足就会乏力，头昏脑涨，导致第二天的工作效率极其低下。

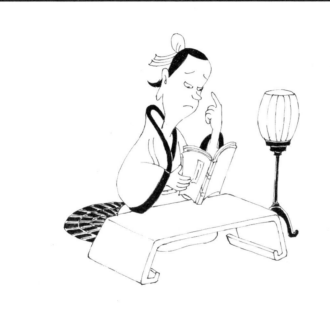

长时间不知疲倦地工作，或长期晚上熬夜，都会影响肝血的及时回流。在这种情况下，肝血只有消耗，却得不到补充。

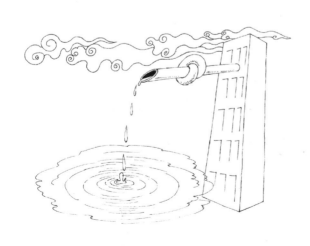

肝为人体中的"血库"，"血库"充盈，肝的疏泄功能正常，我们的身体才能取之不尽，用之不竭。

气郁体质，更要重视精神调养

气郁体质与血瘀体质关系密切，往往是血瘀体质的初级阶段，因此调整起来也相对简单一些。其最重要的养生方法就是精神养生。

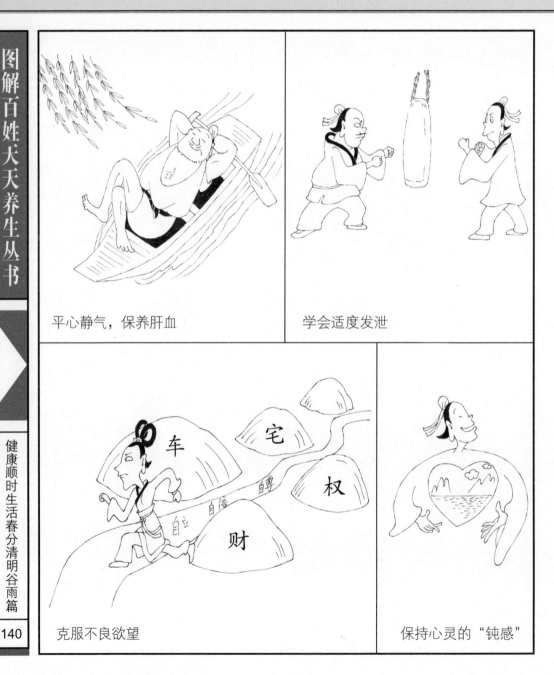

平心静气，保养肝血

学会适度发泄

克服不良欲望

保持心灵的"钝感"

食物养生

　　气郁体质者气机郁滞不畅，肝主疏泄，调畅气机，并能促进脾胃运化，因此气郁体质者应多吃具有理气解郁、调理脾胃功能的食物。下面介绍部分补气食疗粥。

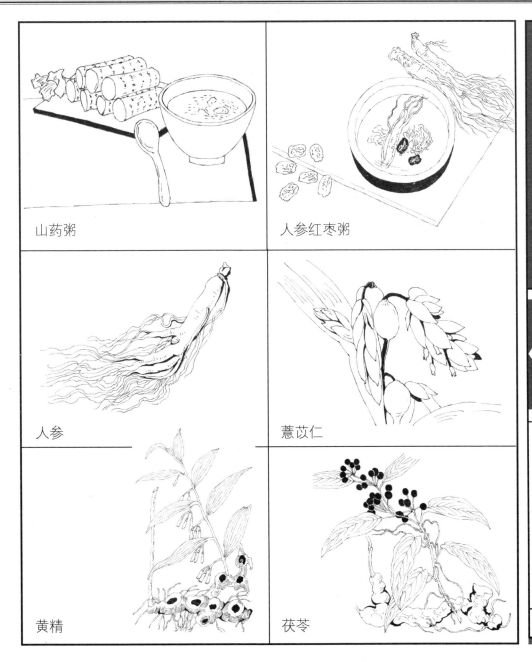

山药粥

人参红枣粥

人参

薏苡仁

黄精

茯苓

药物养生

　　理气药味多苦辛，性多属温，能入脾胃肺肝经。应用理气药时，须根据气滞病症的不同部位及程度，选择相应的药物。

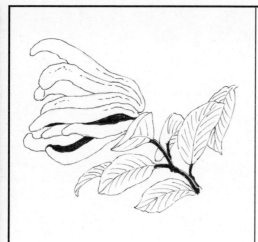

佛手：芳香理气，健胃止呕，化痰止咳

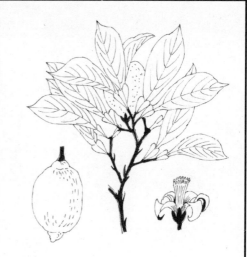

枳壳：健脾开胃，下气

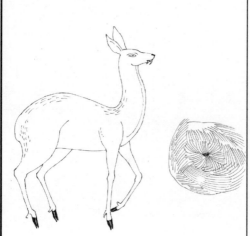

麝香：开窍通络，消肿止痛

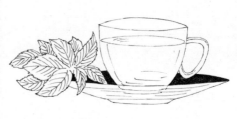

薄荷：疏风散热，辟秽解毒

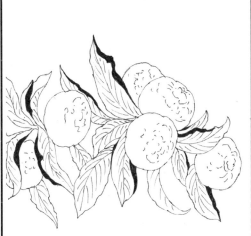

香橼：疏肝理气，宽中化痰

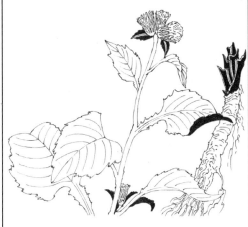

木香：行气止痛，健脾消食

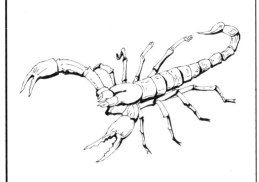

全蝎：息风镇痉，攻毒散结，
通络止痛

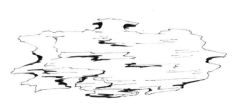

沉香：治肝郁，降肝气，和脾胃，
消湿气

春来困不醒，提神有妙招

春日精神倦怠是春季多发的一种生理反应。自古以来，对于春困多有描述，如"金地夜寒消美酒，玉人春困倚东风""春困葳蕤拥绣衾，恍随仙子别红尘"等，说的是面对春回大地的良辰美景，有些人却产生困意，整日以萎靡的状态来对待生活。

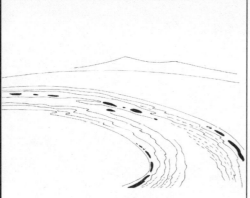

冬天，人体受到低温的影响和刺激，皮肤的毛细血管收缩，血液流量相对减少，汗腺和毛孔也随之闭合，减少热量的散发，以维持人体正常体温。

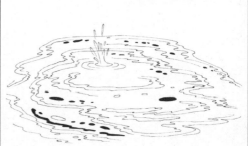

进入春季，气温升高，人的身体毛孔、汗腺、血管开始舒张，皮肤血液循环也旺盛起来。这样一来，供给大脑的血液就会相对减少。

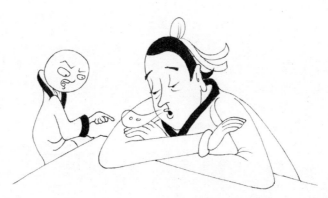

随着天气变暖，新陈代谢逐渐旺盛，耗氧量不断地加大，大脑的供氧量则显得不足了。加上温暖气温的良性刺激，使大脑受到某种抑制。因而人们就会感到困倦思睡，总觉得睡不够。

中医解读"春困"

一进入春季，很多人一天到晚哈欠连天，常常精神倦怠，昏昏欲睡。《丹溪心法·中湿》将原因总结为12个字："脾胃受湿，沉困无力，怠惰嗜卧。"

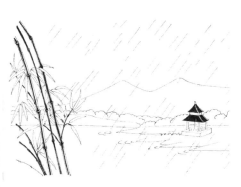

春季是肝气主导的季节，肝气旺盛，会导致脾胃虚弱。

春季时常"雨纷纷"，空气中湿气较重，人体因阳气生发，皮肤腠理疏松，湿邪易趁机进入体内，使脾因湿受困。

脾是气血生化之源，主升清运化，脾胃受困，清阳也就无力上升了，如同被堵住源头的湖水，失去了往昔的清澈与美丽，成为一潭死水，浑浊、无力。

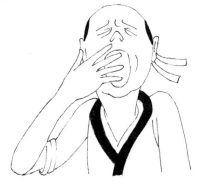

中医上讲，清气不升便不能养神，而浊气没有下降，便会蒙蔽心神，人自然也就会变得头昏欲睡。

提神枕首法

　　犯困时，先吸气，双手从两侧往上抬，交叉在脑后；然后吐气，顺时弓身低头，保持1分钟；之后再慢慢挺直身体吸气，再吐气，最后两手慢慢放下，全身放松，连续5次，便能振奋精神。

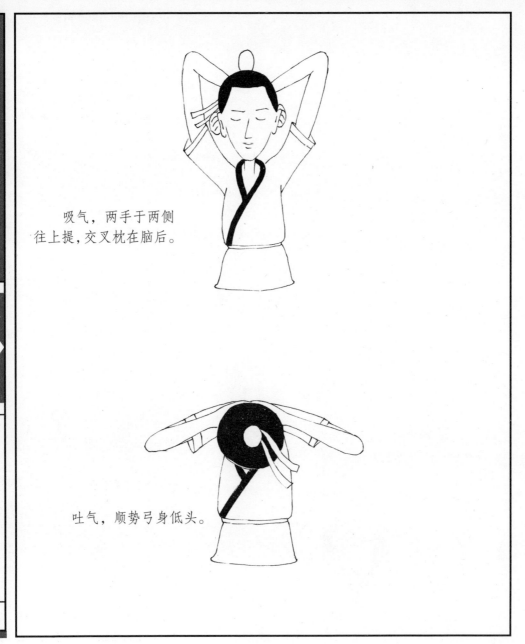

吸气，两手于两侧往上提，交叉枕在脑后。

吐气，顺势弓身低头。

枕首法，这种清醒法最大的功效就是在精神不佳时练习，能在短时间内提神醒脑，提振精神。枕首法，这种清醒法最大的功效就是在精神不佳时练习，能在短时间内提神醒脑，提振精神。

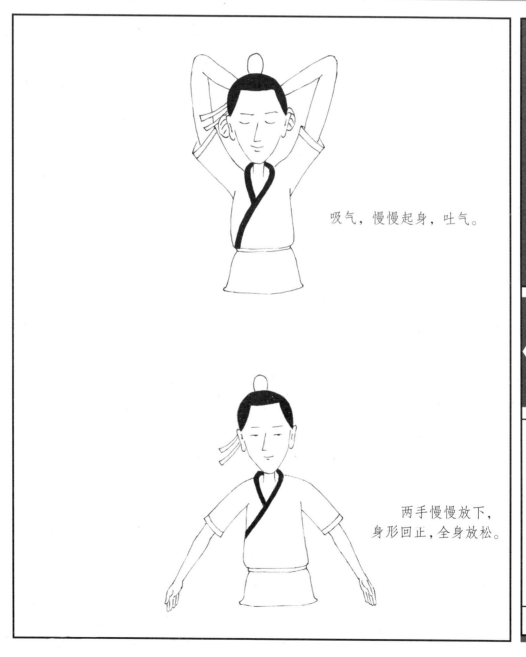

吸气，慢慢起身，吐气。

两手慢慢放下，身形回止，全身放松。

一杯春茶，"春困"悄悄溜走

明代龚廷贤著《寿世保元》记载："善养生者养内，不善养生者养外"。春夏之交，正是万物复苏，阳气生发之时，却也正是"春困"之际。此时宜多饮茶，提神解乏。春茶芳香辛散之气，可以提神，令人神清气爽。

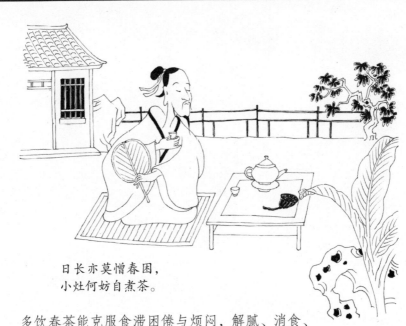

日长亦莫憎春困，
小灶何妨自煮茶。

多饮春茶能克服食滞困倦与烦闷，解腻、消食、促消化，因为胃肠调整好了，自然可以恢复元气，起提神作用。

唐人孙淑在其诗歌《对茶》中写道："小阁烹香茗，疏帘下玉沟。灯光翻出鼎，钗影倒沉瓯。婢捧消春困，亲尝散暮愁。"

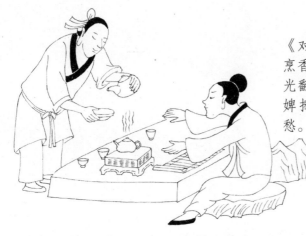

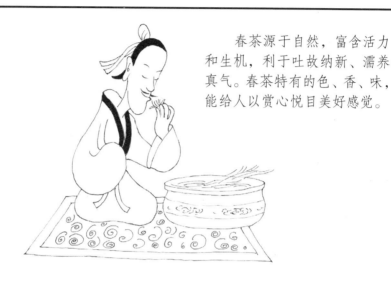

春茶源于自然，富含活力和生机，利于吐故纳新、濡养真气。春茶特有的色、香、味，能给人以赏心悦目美好感觉。

花草茶浓郁芬芳、清香爽口，能促进人体阳气生发，有助于发散冬天困积在人体内的寒邪，又能提神醒脑，消除春困。

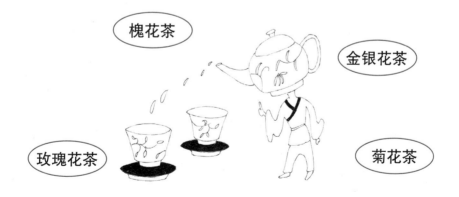

槐花茶

金银花茶

玫瑰花茶

菊花茶

茉莉花茶可"祛寒邪、助理郁"，是春困饮茶之上品。据《中药大辞典》记载：茉莉花有"理气开郁、辟秽和中"的功效。春日常饮此茶，可安定情绪、清肝明目、生津止渴。

清明祛湿养生汤

　　清明节期间雨水多，湿气大，不妨多喝一些祛湿气的汤，例如健脾祛湿汤、鹌鹑祛湿汤、荷叶薏米煲瘦肉汤、玉米排骨汤等都不错，即能祛湿气而且味道还非常好。很多食材如薏米、红豆等都有祛湿气的作用。

荷叶薏米煲瘦肉汤

材料： 荷叶、薏米、瘦肉、莲子、扁豆、干淮山适量。

做法： 将莲子、薏米、扁豆和干淮山洗净，浸泡1小时；瘦肉洗净，切块，焯水捞出；煮开清水，把所有材料放入，煮沸后转中小火煲1小时；

功效： 升发阳气，健脾祛湿。

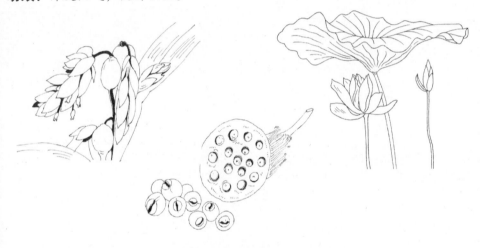

玉米排骨汤

材料： 玉米、猪肋排、葱、姜、盐。

做法： 排骨剁块状，玉米切段，葱切段，姜切片。砂锅内放水，放入排骨，待水滚了以后，捞出排骨；锅里倒油，爆炒排骨，倒水，没过排骨（若想排骨汤更鲜，可滴两滴醋或加2片山楂）加玉米，姜一起放入锅中，滴入少许白酒，大约煮40分钟。最后加少许盐调味即可。

功效： 利水渗湿、健脾消食、润燥止咳。

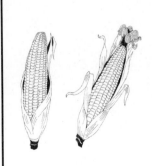

鹌鹑祛湿汤

材料： 鹌鹑4只，薏米、百合各50克，姜3片。

做法： 将以上食材同入砂锅，加清水适量，煲1.5小时即可。

主治： 清热祛湿，润肺化痰。

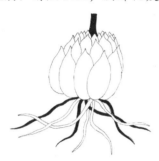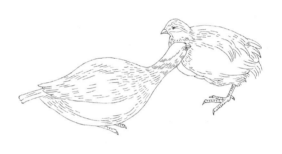

淮山扁豆煲鸡脚

材料： 淮山、扁豆、芡实、苡仁各15克，鲜鸡脚200克（约10只），生姜丝少许。

做法： 先将鸡脚去衣清洗，切掉脚趾甲。将淮山、扁豆、芡实、薏苡仁、鸡脚和姜片一起放瓦煲内，加水2500mL（约10碗水），武火煲滚后文火煮2小时。煮好后加入食盐调味即可。

主治： 健脾祛湿、舒筋活络。

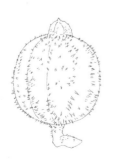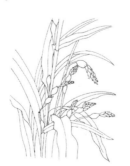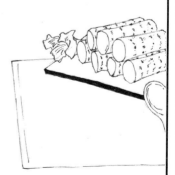

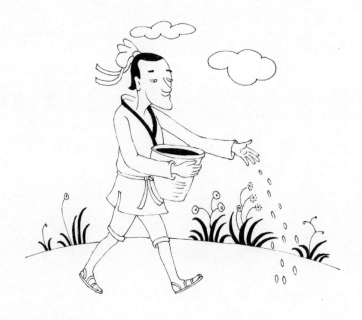

第三章

谷雨节气话养生

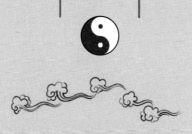

谷雨节气思维导图

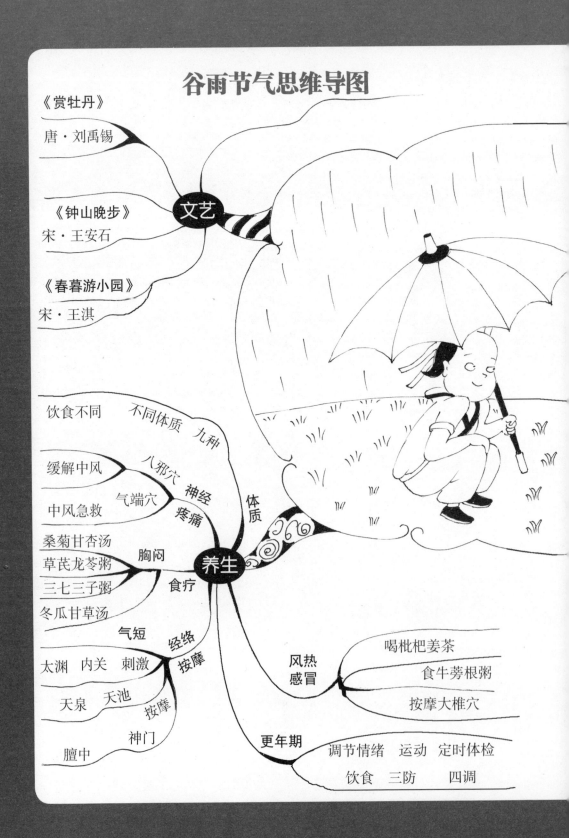

《赏牡丹》

唐·刘禹锡

《钟山晚步》
宋·王安石

《春暮游小园》

宋·王淇

文艺

饮食不同　不同体质　九种

缓解中风　八邪穴　神经

中风急救　气端穴　疼痛

桑菊甘杏汤
草芪龙苓粥　胸闷
三七三子粥　食疗
冬瓜甘草汤

气短　经络

太渊　内关　刺激　按摩

天泉　天池　按摩

膻中　神门

体质

养生

风热
感冒

喝枇杷姜茶

食牛蒡根粥

按摩大椎穴

更年期

调节情绪　运动　定时体检

饮食　三防　四调

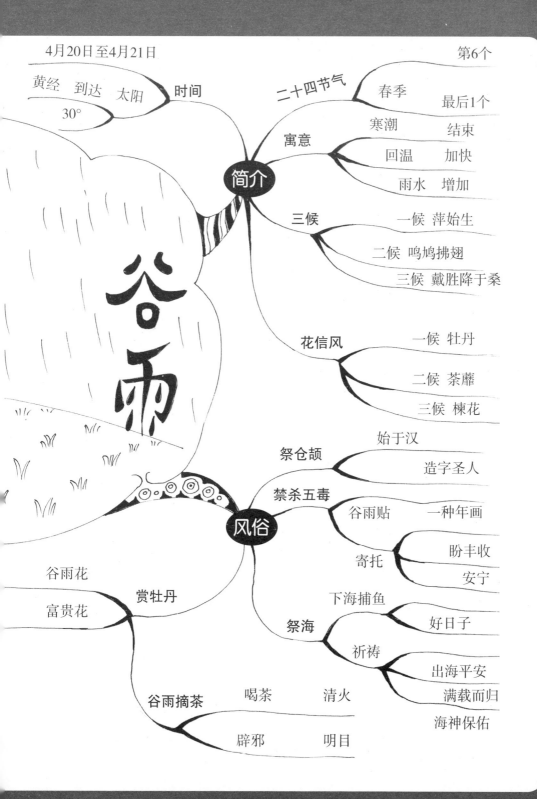

谷雨

简介

- 时间 — 太阳 到达 黄经 30°
- 二十四节气 — 春季 最后1个
- 寓意
  - 寒潮 结束
  - 回温 加快
  - 雨水 增加
- 三候
  - 一候 萍始生
  - 二候 鸣鸠拂翅
  - 三候 戴胜降于桑
- 花信风
  - 一候 牡丹
  - 二候 荼蘼
  - 三候 楝花

风俗

- 祭仓颉 — 始于汉 造字圣人
- 禁杀五毒
- 谷雨贴 — 一种年画
  - 寄托 — 盼丰收 安宁
- 赏牡丹 — 谷雨花 富贵花
- 祭海 — 下海捕鱼 好日子
  - 祈祷 — 出海平安 满载而归 海神保佑
- 谷雨摘茶 — 喝茶 清火 辟邪 明目

谷雨节气要知晓

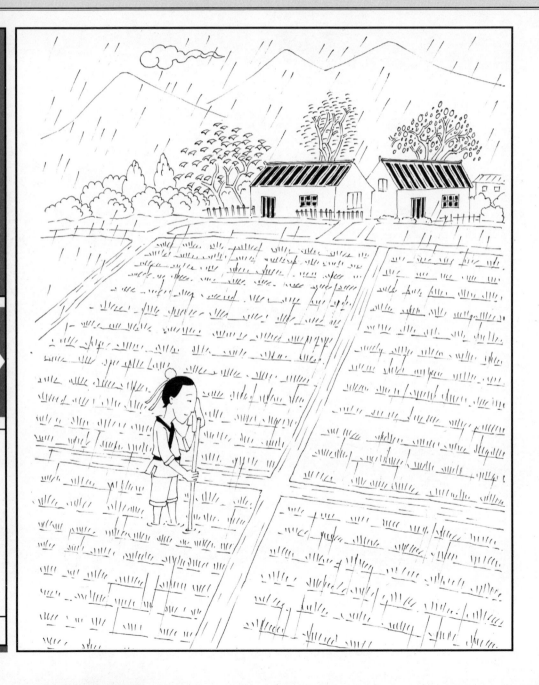

星象物候

谷雨在中气，属三月

　　每年的4月20日或21日，太阳到达黄经30°时，即为谷雨。谷雨当晚七点，仰望星空，北斗七星的斗柄指向东南偏东，即120°，古人称为辰的方向。谷雨属中气，必在三月。

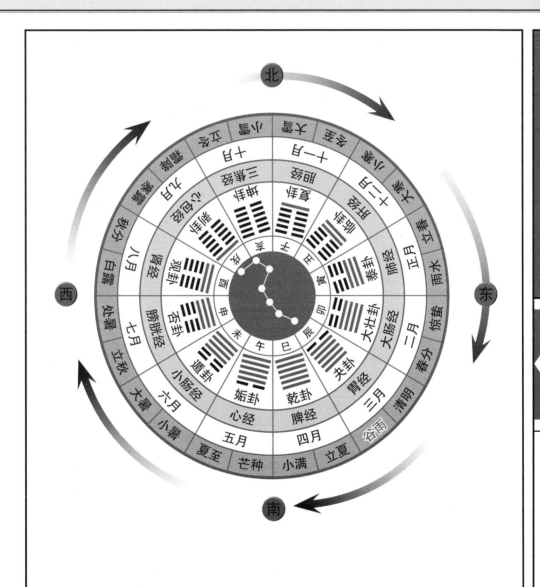

　　谷雨是春季最后一个节气，谷雨节气的到来意味着寒潮天气基本结束，气温回升加快，大大有利于谷类农作物的生长。

健康顺时生活春分清明谷雨篇

一候萍始生

　　此时水温升高，浮萍开始在水面上生长。

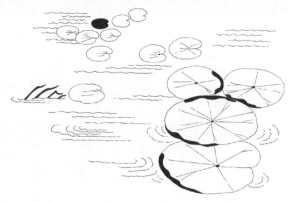

二候鸣鸠拂其羽

　　斑鸠是迁徙性动物，到了寒冷的冬天它就会迁徙到相对温暖的地方，斑鸠出而拂其羽毛是说明斑鸠鸟适应这样温暖的气候。

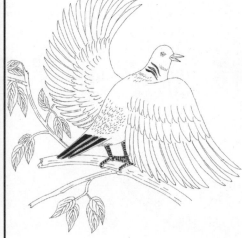

三候戴任降于桑

　　三候到，戴胜鸟降落到生长茂盛的桑树上，谷雨时节是桑树生长旺盛之际。

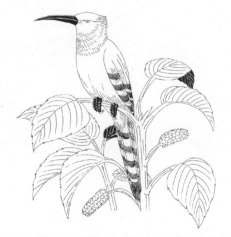

158

谷雨花信风

一候牡丹花，二候荼蘼花，三候楝花。

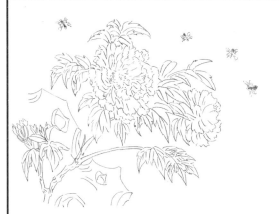

一候牡丹花

谷雨前后，是牡丹盛开的时节，民谚有"谷雨三朝看牡丹"之谓。

二候荼蘼花

荼蘼花枝梢茂密，花繁香浓，入秋后果色变红。宜作绿篱，也可孤植于草地边缘。是一种颇受诗人青睐的花，其中吟咏荼蘼花的诗句又以"开到荼蘼花事了"一句最为出名。

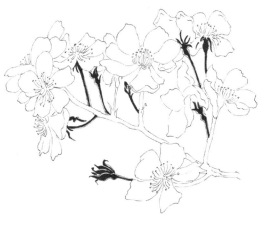

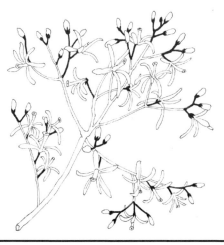

三候楝花

楝花花期恰处农历春尽夏来之时，是二十四番风信花的最后一花。所以，宋时何梦桂的《再和昭德孙燕子韵》中写出："处处社时茅屋雨，年年春后楝花风。"楝花一开，夏天也就不远了。

赏牡丹

唐·刘禹锡

庭前芍药妖无格，池上芙蕖净少情。

唯有牡丹真国色，花开时节动京城。

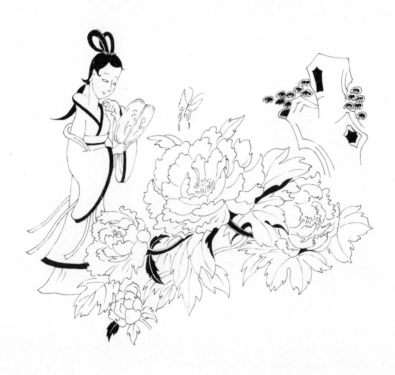

　　庭前的芍药妖娆艳丽却缺乏骨格，池中的荷花清雅洁净却缺少情韵。只有牡丹才是真正的天姿国色，到了开花的季节引得无数的人来欣赏，惊动了整个京城。

春暮游小园

宋·王淇

一从梅粉褪残妆，涂抹新红上海棠。

开到荼蘼花事了，丝丝天棘出莓墙。

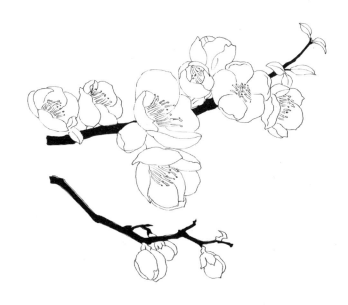

梅花零落，像少女卸去妆一样时，海棠花开了，它就像少女刚刚涂抹了新红一样艳丽。不多久，待荼蘼开花以后，一春的花事已告终结，唯有丝丝天棘又长出于莓墙之上了。

锺山晚步

宋·王安石

小雨轻风落楝花，细红如雪点平沙。

槿篱竹屋江村路，时见宜城卖酒家。

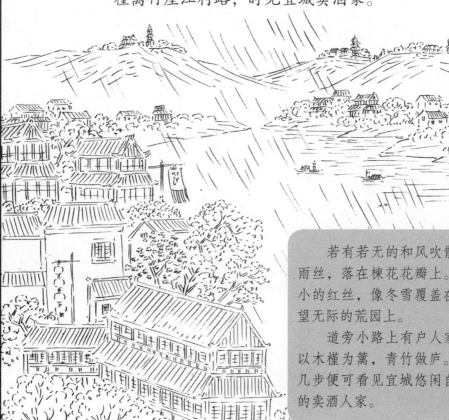

若有若无的和风吹散了雨丝，落在楝花花瓣上。细小的红丝，像冬雪覆盖在一望无际的荒园上。

道旁小路上有户人家，以木槿为篱，青竹做庐。走几步便可看见宜城悠闲自得的卖酒人家。

天气

雨生百谷，物生明洁

　　谷雨是春季最后一个节气。谷雨前后，气温升高、降雨增多，正是庄稼生长的最佳时节。此时，田中的秧苗初插、作物新种，最需要雨水的滋润，所以此时的降雨对五谷生长有利，有"雨生百谷"的含意。

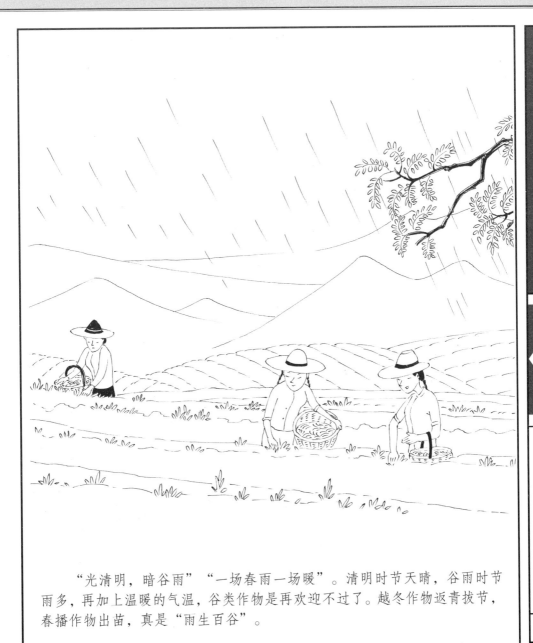

　　"光清明，暗谷雨""一场春雨一场暖"。清明时节天晴，谷雨时节雨多，再加上温暖的气温，谷类作物是再欢迎不过了。越冬作物返青拔节，春播作物出苗，真是"雨生百谷"。

农时

三月有雨好种田

　　谷雨是春播的大忙季节。此时，气温回升，是玉米、高粱、谷子、大豆的播种期。这时水稻也要泡种、播种、育秧。农谚有"谷雨提耧种，墒好萌芽动"一说。

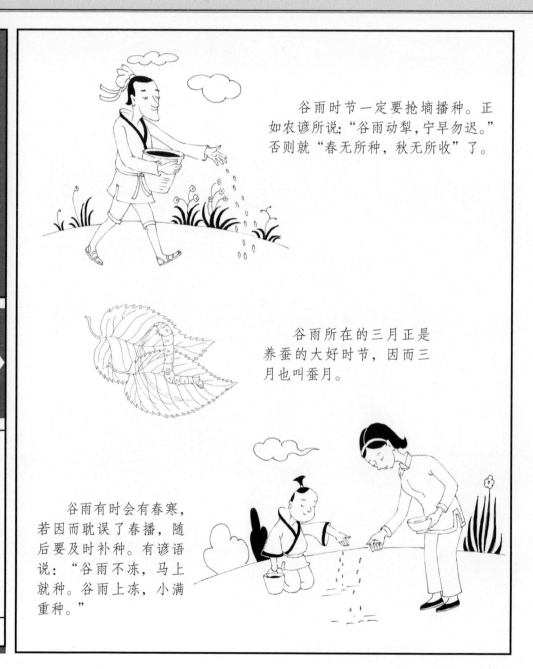

　　谷雨时节一定要抢墒播种。正如农谚所说："谷雨动犁，宁早勿迟。"否则就"春无所种，秋无所收"了。

　　谷雨所在的三月正是养蚕的大好时节，因而三月也叫蚕月。

　　谷雨有时会有春寒，若因而耽误了春播，随后要及时补种。有谚语说："谷雨不冻，马上就种。谷雨上冻，小满重种。"

谷雨主要民俗

禁杀五毒

　　谷雨以后气温升高，病虫害进入高繁衍期，为了减轻病虫害对作物及人的伤害，农家一边进田灭虫，一边张贴谷雨贴，进行驱凶纳吉的祈祷。

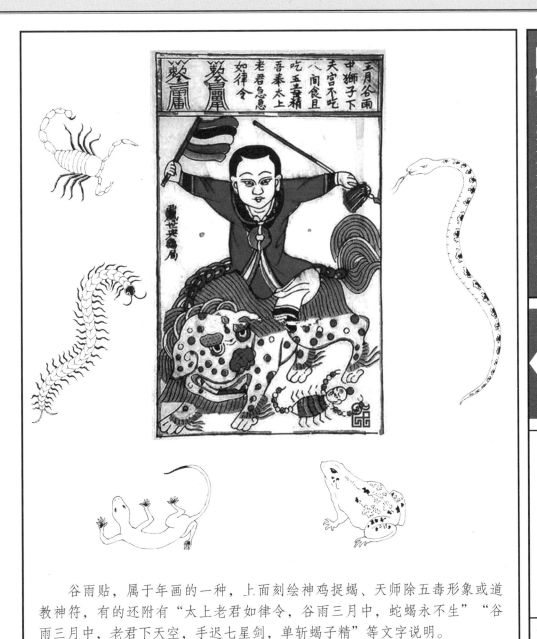

　　谷雨贴，属于年画的一种，上面刻绘神鸡捉蝎、天师除五毒形象或道教神符，有的还附有"太上老君如律令，谷雨三月中，蛇蝎永不生""谷雨三月中，老君下天空，手迟七星剑，单斩蝎子精"等文字说明。

谷雨赏牡丹

谷雨前后也是牡丹花开的重要时段，因此，牡丹花被称为谷雨花、富贵花。"谷雨三朝看牡丹"，谷雨时节赏牡丹的习俗已绵延千年。

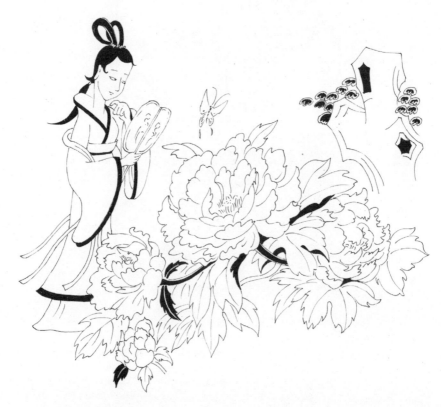

至今，山东菏泽、河南洛阳、四川彭州多于谷雨时节举行牡丹花会，供人们游乐聚会。

在民间流传着"谷雨过三天，园里看牡丹"和"芍药打头，牡丹修脚"的说法，还有"月季花落只去蒂，花朵随开无停滞"的谚语，形容这一节气百花盛开的人间春色。

祭海

    谷雨正是春海水暖之时，百鱼行至浅海地带，是下海捕鱼的好日子。俗话说："过了谷雨，百鱼近岸"。为了能够出海平安、满载而归，谷雨这天渔民举行海祭，祈祷海神保佑。

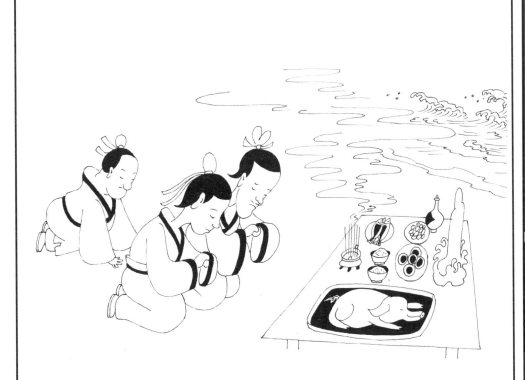

    旧时，海边村村都有海神庙或娘娘庙，祭祀时，渔民抬着供品到庙前祭祀，敲锣打鼓，场面隆重。祭海时，渔民在海滩上摆设猪、鸡、鱼三牲，还有大面馍、糖果等供品，点燃香烛鞭炮，向海神娘娘敬酒，然后扬帆出海捕鱼。

谷雨摘茶

　　据南方谷雨习俗，传说喝了谷雨茶会清火、辟邪、明目等。所以谷雨这天不管是什么天气，人们都会去茶山摘一些新茶回来喝。谷雨期间，雨量充沛，茶树经过冬季的休养生息，无论色泽、口味还是香气，都达到了最好的状态。

　　谷雨时节采制的雨前茶，是一年之中的茶之精品。谷雨茶除了嫩芽外，还有一芽一嫩叶的或一芽两嫩叶的。一芽一嫩叶的茶叶泡在水里像展开旌旗的古代的枪，称为旗枪；一芽两嫩叶的像雀类的舌头，成为雀舌。

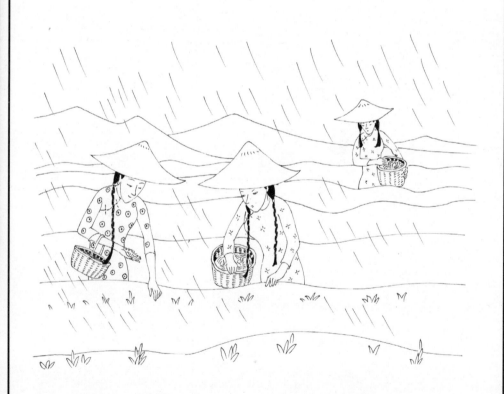

　　茶农认为，只有在谷雨当天上午采摘的鲜茶叶做的干茶，才算得上是真正的雨前茶。唐宋时春季新茶制成后，茶农、茶客们热衷一种比试新茶优劣、进行排名的"斗茶"活动。

图解百姓天天养生丛书

健康顺时生活春分清明谷雨篇

祭仓颉，把恩谢

每年谷雨节这天，陕西省白水县一直有祭祀文祖仓颉的习俗。传说由于仓颉造字功德感天动地，玉皇大帝便赐给人间一场谷子雨，这是当地流传谷雨的由来。《淮南子·本经训》中也有"昔者仓颉作书，而天雨粟"的记载。

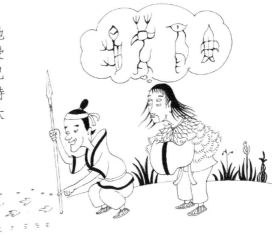

4000多年前，仓颉根据地上留下的各种野兽的踪迹深受启发，心想万事万物都有自己的特征，如果能抓住事物的特征，画出图像，这样就方便大家识别。

仓颉把这些象形字献给黄帝，黄帝非常高兴，于是让仓颉把造的这些字传授给九州酋长。从此这些象形字便开始应用起来。

据说仓颉造字成功之日正值国家战乱，民不聊生，百姓饥寒交迫。天帝感其功德，便开启天宫粮仓，普降甘霖，下了一场谷子雨，拯救了黎民百姓。

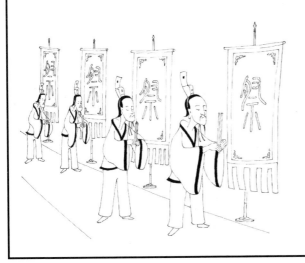

仓颉死后，人们为了纪念他，就把下谷雨的日子定为谷雨节，后来就逐渐演变成二十四节气之一。

谷雨养生大攻略

三月百虫出动，风热感冒也流行

按摩结合食疗，胸闷气短化乌有

对付神经痛，祛风除湿为原则

走出情绪低谷，与春季抑郁说再见

春季，更年期女性更要加强保养

春分论体质养生

三月百虫出动，风热感冒也流行

　　谷雨前后，天气较暖，降雨量增加，有利于春作物播种生长。然而，事物都有两面性，随着自然界的气候以风热为主，很多致病因子也会活跃起来，最猖獗的莫过于风热所引起的感冒。

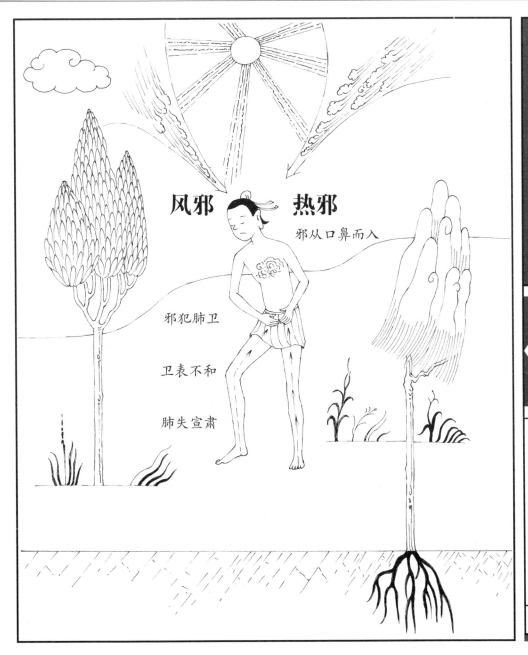

常食牛蒡根粥，防治风热感冒

　　风热感冒主要是由于风与热相合而成，治疗关键在于驱逐热邪，中医称之为辛凉解表。效果好的清凉解表药有薄荷、菊花、牛蒡等。

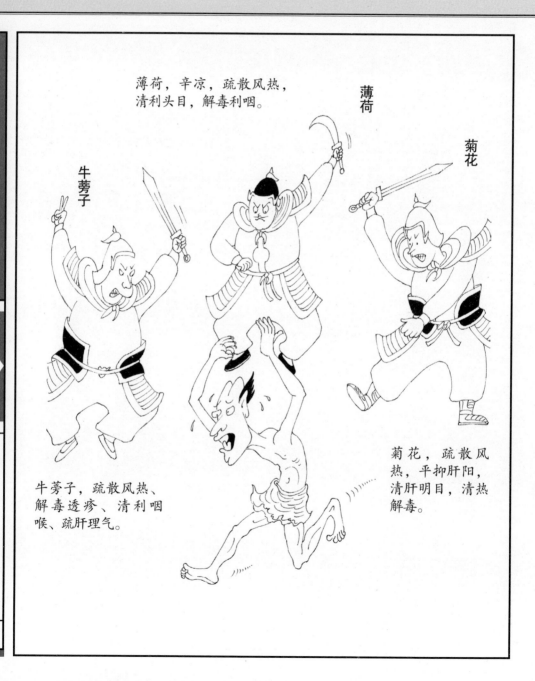

薄荷，辛凉，疏散风热，清利头目，解毒利咽。

薄荷

菊花

牛蒡子

牛蒡子，疏散风热、解毒透疹、清利咽喉、疏肝理气。

菊花，疏散风热，平抑肝阳，清肝明目，清热解毒。

牛蒡叶肥大肉质鲜嫩可作蔬菜食用。牛蒡子和牛蒡根除了可以用来治疗感冒，还可用于便秘、食物中毒、贫血等症的防治。

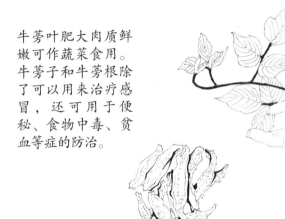

牛蒡根粥：取牛蒡根、粳米各50克，先将牛蒡根洗净，用水煎煮，去渣取汁。再依常法加米煮粥，将牛蒡汁调入粥中，粥熟后加糖调味，温食、凉食均可。此粥对风热感冒所致的咽喉肿痛、食欲缺乏有奇效。

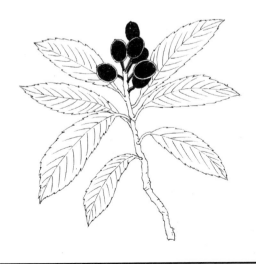

枇杷姜茶饮：生姜8片，茶叶（鲜）15克，枇杷叶（鲜）3张。将生姜、茶叶、枇杷叶加水200毫升，烧沸后10分钟即可饮服，服后盖被出汗。主治风热感冒。

按摩大椎，补充阳气，增强抵抗力

　　大椎穴是人体三阳经和督脉交会的大穴。此穴有"阳中之阳"之称，统领一身阳气。大椎穴不仅能补充人体阳气，增强抵抗外邪的能力，还能改善肺呼吸，防治风热感冒、气管炎、肺炎等上呼吸道感染。

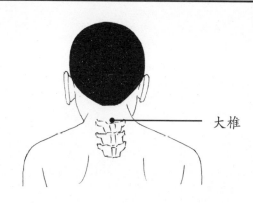

　　大椎：该穴位于第七颈椎之下，因第七颈椎最高最大，故名。
　　主治：头项强痛，疟疾，癫痫，骨蒸潮热，咳嗽，气喘。

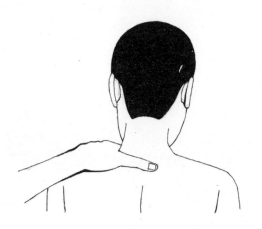

　　方法很简单：先找到大椎穴的位置，然后用示指指腹轻轻按揉，每次按揉约15分钟，每天1~2次，对风热感冒有明显的退热作用，还可用于肺气肿、哮喘的防治。此外，洗澡时，用温热的水流冲击大椎穴，也能起到通经散寒，提升阳气的作用。

按摩结合食疗，胸闷气短化乌有

在日常生活中，常有人因为生气、情绪抑郁，而突感胸闷气短、心跳加快，在中医看来，这是由于肝气不舒所致。

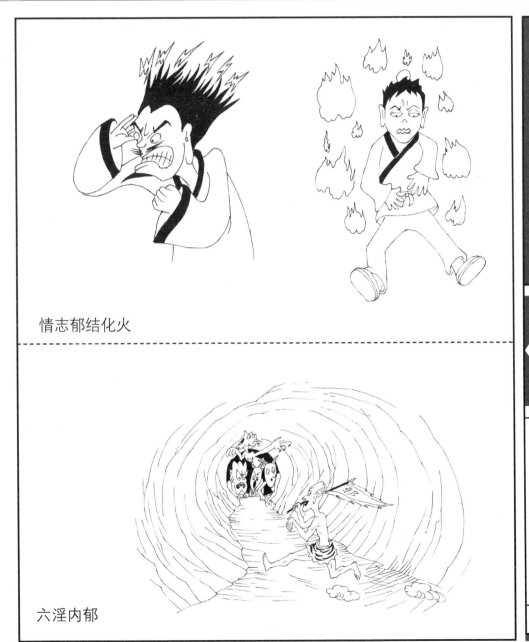

情志郁结化火

六淫内郁

中医解读胸闷气短

中医学认为，如果平时感到胸闷、气短，同时还伴有心慌、心悸，则表明为心气虚之症，治疗以补足心气为重点。

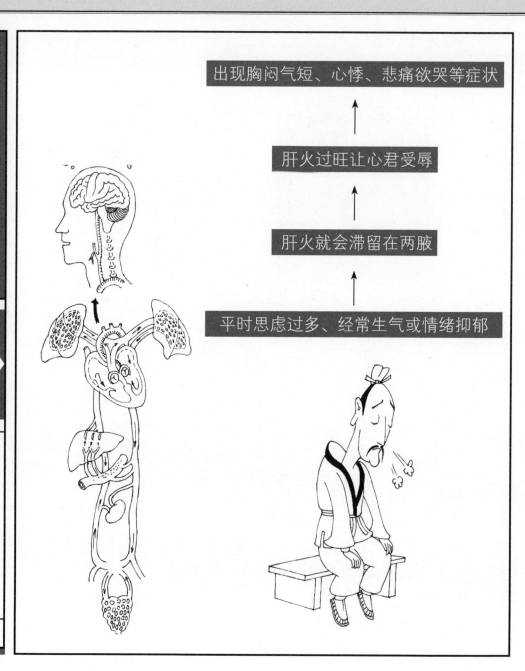

出现胸闷气短、心悸、悲痛欲哭等症状

↑

肝火过旺让心君受辱

↑

肝火就会滞留在两腋

↑

平时思虑过多、经常生气或情绪抑郁

刺激内关穴：巩固关口，阻挡疾病

内关穴属手厥阴心包经，是心脏的保健要穴。能够治疗心绞痛、有助于释放压力和缓解疲劳，当感觉不舒适时，可长按此穴位3~5秒，能够有效地恢复活力，经常按摩内关穴，还能起到日常的保健作用，对于心脏效果尤为明显。

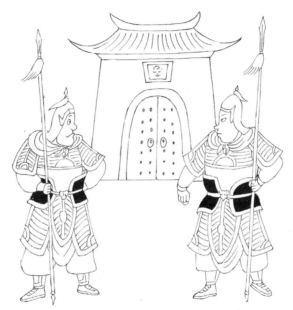

俗话说，"一夫当关，万夫莫开"。在山势险峻的地方，一个人把着关口，就是一万个人也打不进来。

取穴时，手掌朝上，当握拳或手掌上抬时就能看到手掌中间有两条筋，内关穴就在这两条筋中间，腕横纹上两寸。每天用左手的拇指尖按压右胳膊的内关穴，每次按捏5~10分钟，每天2~3次，就能"巩固"这个关口，将疾病阻挡在外。

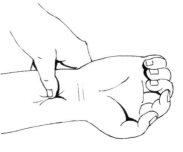

手臂上的内关穴就相当于一个要塞，是保护人体的重要关口。

刺激太渊穴

当感觉胸闷气短、气虚乏力时，不妨来刺激太渊穴，以便促进气的运行，让气上行。太渊穴是手太阴肺经上的原穴，这里的气血是非常旺盛的。太渊穴身为原穴，贮藏的是肾的先天之气，脏腑经络的气血要得到这里的元气，才能发挥作用和维持生命的正常活动。

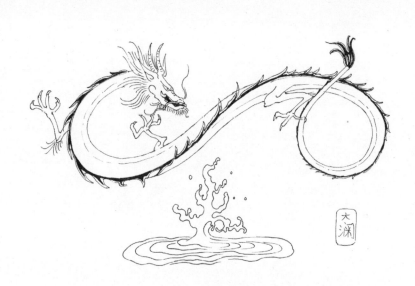

太渊为经穴名。出《黄帝内经灵枢·本输》。别名大泉、太泉、鬼心。属手太阴肺经。手太阴肺经五输穴的输穴、原穴，五行属土；八会穴中的脉会。太即甚大，有旺盛的意思，渊即深潭，此穴位局部深陷如渊，脉气旺盛，故名太渊。

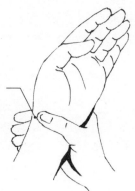

以一手手掌轻握另一手手背，弯曲大拇指，大拇指指腹及甲尖垂直下按就是。

穴位按摩，缓解胸闷气短

　　人到中年身体会经常发生胸闷气短的情况，尤其是稍微剧烈运动时，这种不适感就会加强，但稍作休息症状又马上消失了。如此一来，很多人往往会忽视。胸闷气短可能是心血不足，按按这几个穴位，缓解心肌缺血症状。

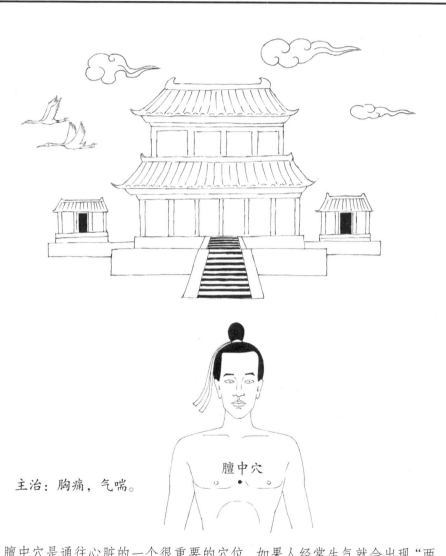

主治：胸痛，气喘。

膻中穴

　　膻中穴是通往心脏的一个很重要的穴位，如果人经常生气就会出现"两胁胀疼"，中医表明"肝火太旺"，按此穴位能够将体内不顺畅的气抒顺，缓解胸闷、气短的症状。

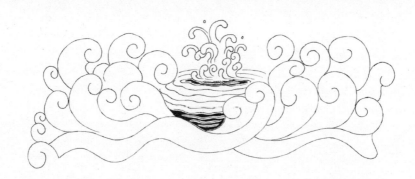

天池：本穴在胸廓，胸廓为清虚境界。又本穴与天溪、乳中相平，承足少阴内行络心之气，转注而来，穴近乳房。乳房为储藏乳汁之所，故喻之为"池"。以其在胸，故名"天池"。

出现胸部闷胀，呼吸不畅或气不够用时，不妨按压天池穴。按照中医常说的"通则不痛"的道理，如果感觉不适，则是因为体内的气血运转不通畅，按压此处，可缓解胸闷气短的感觉。

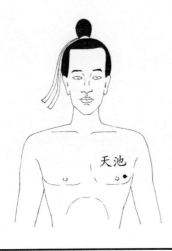

天池

主治：心痛，胸闷，胁痛，腋下肿痛。

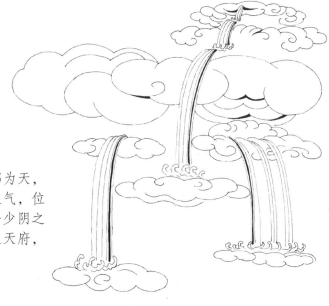

天泉：上部为天，本穴上承天池之气，位于上臂，接近手少阴之极泉及手太阴之天府，故名之。

天泉穴是心包经上第二个重要的穴位，按压此穴位既能通血理气，又有止痛作用，很多人胸闷气短都是因为供血不足造成的，按压这个穴位能促进血液的循环，从而缓解胸闷气短的症状。

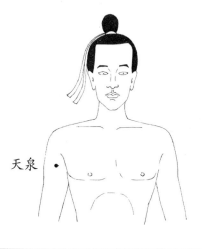

天泉

神门穴能够帮助调节神经，让人能够快速的入眠，起到稳定心神的作用。对于心痛或胸闷有辅助治疗的作用。

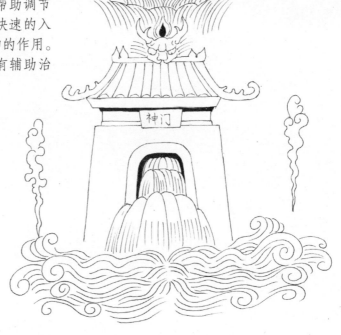

神门，《内经》："心藏神。"本穴为本经主要穴位。治恐、悸、呆、痴、健忘、狂痫等。神志不清诸症，取本穴以开心气之郁结，故称"神门"。

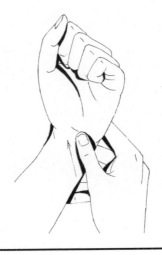

神门穴位于手腕内侧大动脉处，有3条大横纹，与横纹垂直的中央处约2寸位置。

桑菊甘杏汤

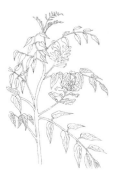

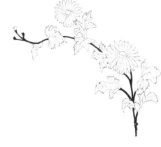

材料：桑叶、菊花、甘草各7克，杏仁15克，蜂蜜适量。

做法：将四药择净，与蜂蜜一起同时放入茶壶中，冲入沸水，浸泡大约10分钟，代茶饮服，每日1次。

主治：痰湿中阻之眩晕头痛，呕吐、咳喘，食后腹胀等症。

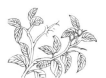

草芪龙苓粥

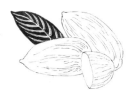

材料：炙甘草、黄芪、龙眼肉各10克，茯苓粉、大米各50克，白糖少许。

做法：炙甘草、黄芪择净同入锅，加适量水煎取汁。加茯苓粉、大米、龙眼肉煮粥，待熟时入白糖，再煮一二沸即成，每日1剂，7天为1疗程，连续2～3疗程。

主治：可补气安神，适用于慢性心功能不全、心悸怔忡、胸闷气短、活动后加剧、面色淡白或有自汗、舌淡苔白、脉结代等。

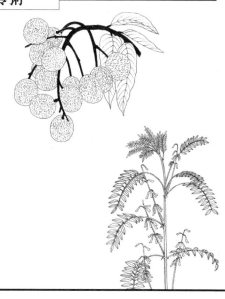

三七三子粥

材料： 三七5克，紫苏子、白芥子、菜菔子各10克，大米100克，白糖适量。

做法： 将诸药择净，放入锅中，加清水适量，浸泡5～10分钟后，水煎取汁，加大米煮粥，待粥熟时调入白糖，再煮一二沸服食，每日1剂，7天为1疗程，连续2～3疗程。

主治： 除痰化瘀。适用于慢性心功能不全、心悸怔忡、胸闷心痛、头晕气短、唇甲青紫、苔白腻或有瘀点、脉弦结等。

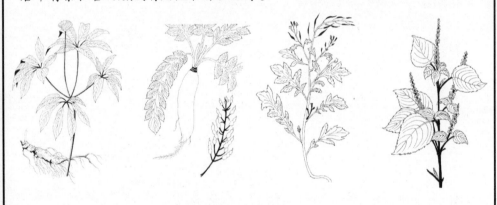

冬瓜甘草汤

材料： 冬瓜200克，甘草7.5克，杏仁、桔梗各15克，葱少许。

做法： 将冬瓜去皮切块，布包，锅中放油适量烧热后，下冬瓜煸炒，而后加清水，药包同煮，待冬瓜熟后，去药包、食盐、味精、葱花等调味服食，每日1次。

主治： 可疏风散热、宣肺止咳。适用于急性支气管炎，症见风热外袭、头痛身热、畏风汗出、咳嗽痰黄、咽喉干痒。

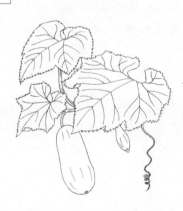

对付神经痛，祛风除湿为原则

　　人之气与自然界是相通的。如：春一月发病以外感风寒的感冒为主，春二月以慢性病的复发为主，春三月，特别是谷雨前后，降雨增多，空气湿度加大，神经痛的发病率上升。例如坐骨神经痛、三叉神经痛，困扰着许多中老年人。

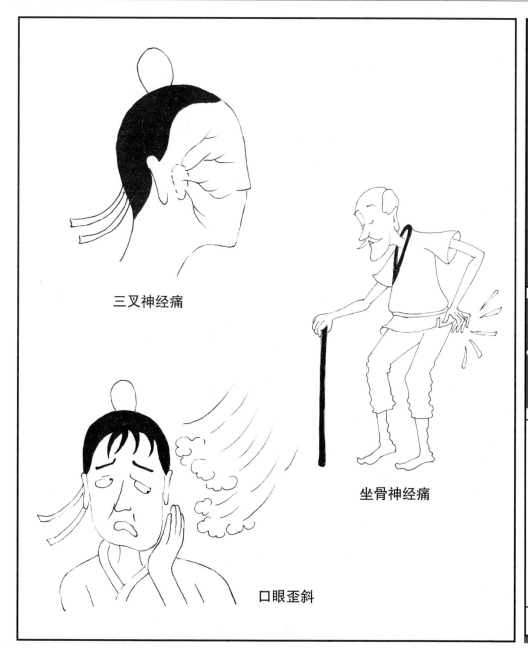

三叉神经痛

坐骨神经痛

口眼歪斜

痹病的分类

《黄帝内经·痹论篇》中，岐伯将痹病分了五种类。即骨痹、筋痹、脉痹、肌痹和皮痹。

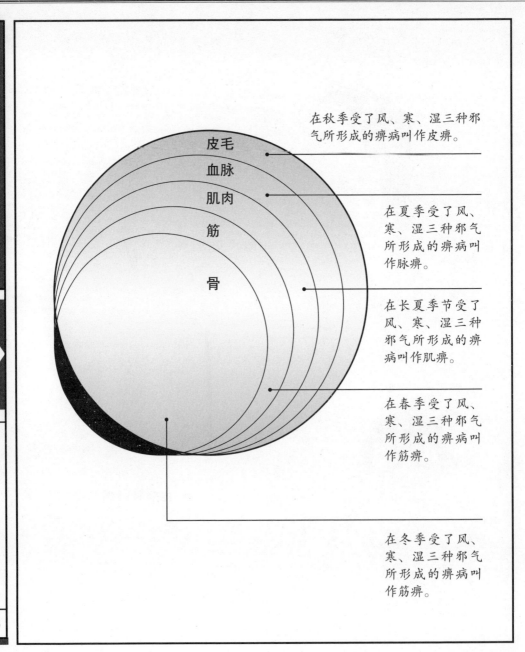

皮毛
血脉
肌肉
筋
骨

在秋季受了风、寒、湿三种邪气所形成的痹病叫作皮痹。

在夏季受了风、寒、湿三种邪气所形成的痹病叫作脉痹。

在长夏季节受了风、寒、湿三种邪气所形成的痹病叫作肌痹。

在春季受了风、寒、湿三种邪气所形成的痹病叫作筋痹。

在冬季受了风、寒、湿三种邪气所形成的痹病叫作筋痹。

痹病的产生

　　《黄帝内经·痹论篇》中，岐伯表明了：痹病是由风邪、寒邪、湿邪三种邪气错杂在一起同时侵袭人体形成的。这当中，风邪占主导地位的就形成行痹，寒邪占主导地位的就形成痛痹，湿邪占主导地位的就形成骨痹。

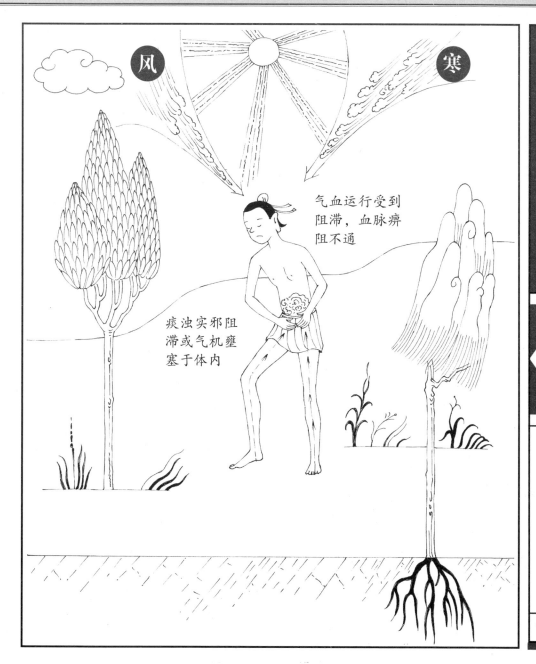

气血运行受到阻滞，血脉痹阻不通

痰浊实邪阻滞或气机壅塞于体内

叩打八邪，促进身体健康

八邪穴位于手背部、五个手指间的歧骨部中央，由拇指到小指依次叫作"大都穴""上都穴""中都穴"和"下都穴"。每侧四穴，左右共八穴。经常按揉八邪穴，能够帮助人们缓解中风症状。叩打八邪穴还能够预防和治疗颈紧膊痛、喉咙痛等这些病症。

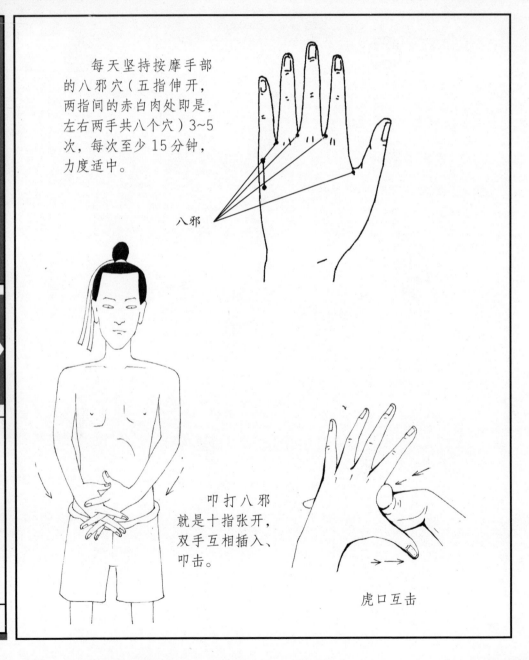

每天坚持按摩手部的八邪穴（五指伸开，两指间的赤白肉处即是，左右两手共八个穴）3~5次，每次至少15分钟，力度适中。

八邪

叩打八邪就是十指张开，双手互相插入、叩击。

虎口互击

中风急救找气端穴

气端穴是人体的经外奇穴，出自于《备急千金要方》。经常刺激气端穴，可通络开窍、止痛镇定，是治疗中风及脑血管意外非常重要的急救穴位。此外，气端穴还可以缓解足部疼痛，对于足趾麻木、脚气等病症有很好的治疗效果。

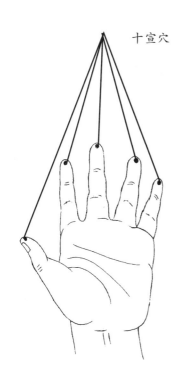

十宣穴

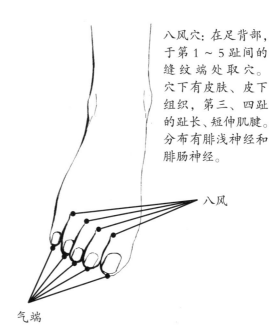

八风穴：在足背部，于第1～5趾间的缝纹端处取穴。穴下有皮肤、皮下组织，第三、四趾的趾长、短伸肌腱。分布有腓浅神经和腓肠神经。

八风

气端

气端穴：在足趾部位，十趾端的中央，距足趾甲游离缘0.1指寸，左右两侧总共10穴。

用示指与大拇指的指尖对准足趾尖气端穴的位置，两个指稍微用力掐揉气端穴100~200次，每天可进行数次，长期坚持可治疗脚气、足趾麻木、足痛等，并可预防中风的发生。与十宣穴配合，可有效缓解治疗中风急救。

解除痹病总原则

　　《素问·举痛论》中记载："寒气入经而稽迟，泣而不行，客于脉外则血少，客于脉中则气不通，故猝然而痛。"要想调解痹病，就得疏通经络气血的闭滞，用祛风、散寒、化湿等方法，使营卫调和、阴阳平衡。

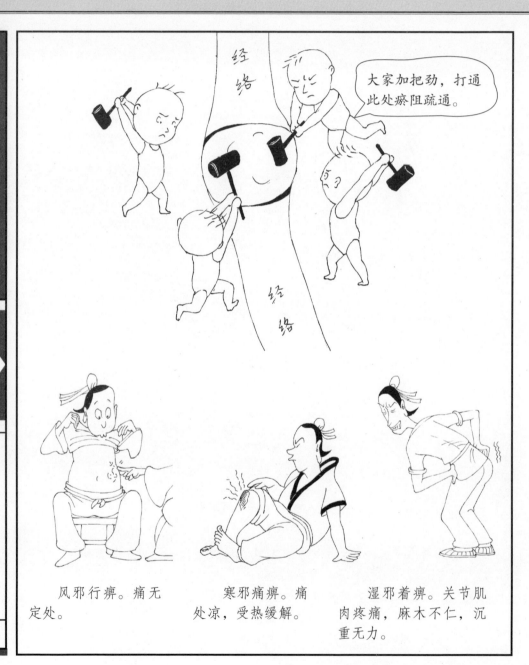

风邪行痹。痛无定处。

寒邪痛痹。痛处凉，受热缓解。

湿邪着痹。关节肌肉疼痛，麻木不仁，沉重无力。

祛风除湿食疗方

类型	原料	制作	备注
樱桃粥	樱桃、粳米各100克	先将樱桃洗净后榨汁；将粳米淘洗干净后入锅内煮粥，待粥熟时加入樱桃汁和白糖调匀，再煮一二沸即可	具有祛风除湿，消肿止痛的功效。适宜风湿性关节炎及类风湿性关节炎
乌蛇粥	乌蛇肉、粳米各100克	先将乌蛇肉洗净后切细，用淀粉、酱油、料酒胡椒粉勾芡；将粳米淘洗干净后入锅内煮粥；待沸后加入乌蛇肉，等粥熟后加入调料即可。每日1剂	具有祛湿的功效。可用于风寒湿邪所致的类风湿性关节炎
三色汤	黄豆芽2两，姜丝20克，红椒1个，植物油、白醋、湿淀粉、鸡汤、食盐、麻油、味精各适量	做法：将油锅烧热，下黄豆芽煸炒几下，放入白醋炒至八分熟，出锅备用；在锅内放入鸡汤，姜丝，烧开后把红大椒入锅再次滚开后，将黄豆芽、盐入锅，再用湿淀粉勾芡，淋上麻油出锅即成	祛风除湿，活血通络。对筋骨疼挛，腰膝疼痛者更为适宜

走出情绪低谷，与春季抑郁说再见

　　春季仅仅是我们的身体容易犯困吗？不是，精神也容易犯困。相信有很多人一到春天，心情就感觉很郁闷、压抑，总是一副郁郁不得志的样子。在中医看来，春季抑郁症与肝气不疏、郁结不畅有密切关系。

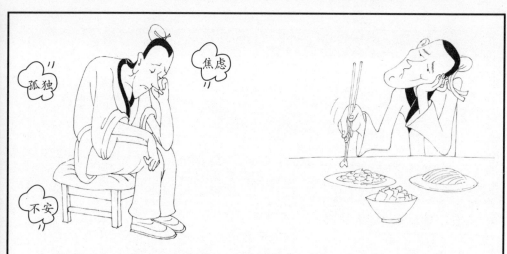

　　肝郁不仅会导致气血瘀滞，引起周身气血运行紊乱，其他脏腑器官也会受到干扰，陷入"志不能伸，气不得抒"的境地，甚至使人经常生气发怒、情绪失控。

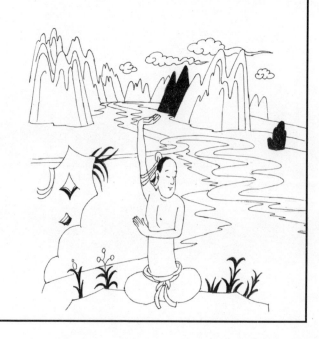

　　春天，树木都抽出了又嫩又软的枝条，在风中轻轻摇摆，舒展开来，树木只有这样才能茁壮成长。同样，我们的肝也需要这样才能健康。

治疗抑郁症，重在调理肝的疏泄功能

看着暮春时节，落花纷纷，禁不住想起自己，一顿伤感，吟出《葬花吟》，林妹妹当属最为典型的抑郁症患者。也正是她的抑郁、多愁、善感，早早葬送了自己的性命。在日常生活中，我们可选择以下两种方法调理身心。

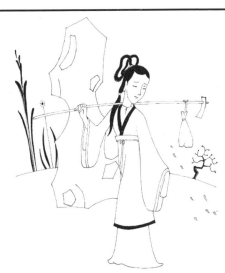

林妹妹的抑郁应该让天下女子为戒，正是她的抑郁、多疑、敏感葬送了她的性命。

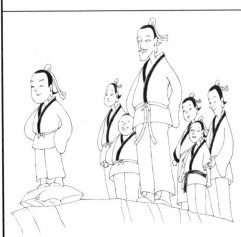

一是远眺

登高远眺可以起到舒缓和振奋精神的作用。这种心情的顿然放松，其实就是舒展肝气。

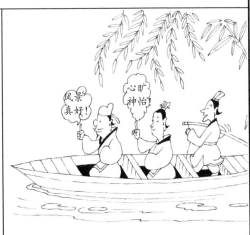

二是宣泄

多向家人朋友倾诉心中的不快，或到远处郊游。总之，要把不良情绪调节好。

刺激十宣，调节情志，怡神健脑

《难经》上说："井主心不满"。所谓的"心不满"就是心里堵闷不痛快，而刺激井穴可调节情志，怡神健脑。经常刺激十宣穴，能使人像万物生长需要阳光那样，对外界事物会产生浓厚的兴趣，从而培养出积极乐观的性格。

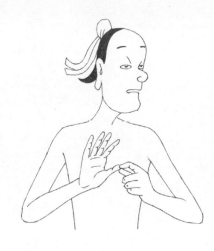

按摩十宣穴，最方便的方式是用拇指的指甲用力反复重掐，以产生酸痛感为宜，每次刺激5分钟。

十宣穴

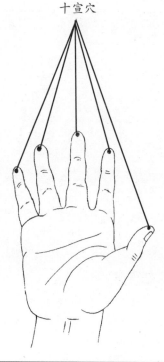

另外也可用"十宣"从额头开始往后脑方向做点叩动作，既刺激十宣，又可提神醒脑，是治疗脑神经衰弱头痛、抑郁症、失眠等的常用方法。

少食油腻多补钙，跑步锻炼少不了

　　春季经常食油腻的食物会使人产生疲惫感，还会降低体温和血糖，使人的情绪变得低落、忧郁健忘，所以，要少食或不食。另外每天定时锻炼跑步，跑步不仅能疏通气血、活动筋骨、豁达心胸、清心解郁，还能减肥消脂、增智强志。

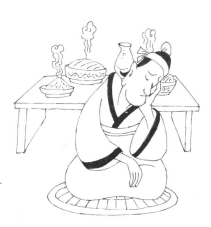

　　钙不仅能对骨骼和智力有益，还能促进肌肉及神经功能正常，多吃一些含钙多的食物，如乳制品、海带、虾皮、鱼干、骨头汤、大豆、芝麻、芹菜等，不仅能强壮骨骼，还能平和心态。

　　油腻的食物会使人产生疲惫感，还会降低体温和血糖，使人的情绪变得低落、忧郁健忘，所以，要少食或不食。

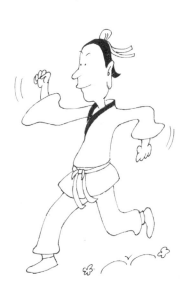

　　跑步不仅能疏通气血、活动筋骨，豁达心胸，清心解郁，还有减肥消脂、增智强志，排毒通便的功效。跑步对降低血浆三酰甘油，防止或减少糖尿病、心血管、肾病等并发症效果奇特。

春季，更年期女性更要加强保养

虽然现在已经是春天了，但天气状况变化很大，气温上下浮动。更年期女人体内荷尔蒙激素也比平时更容易失衡，导致全身健康亮起红灯。更年期女性在春季更需要加强保养，安全顺利度过更年期。

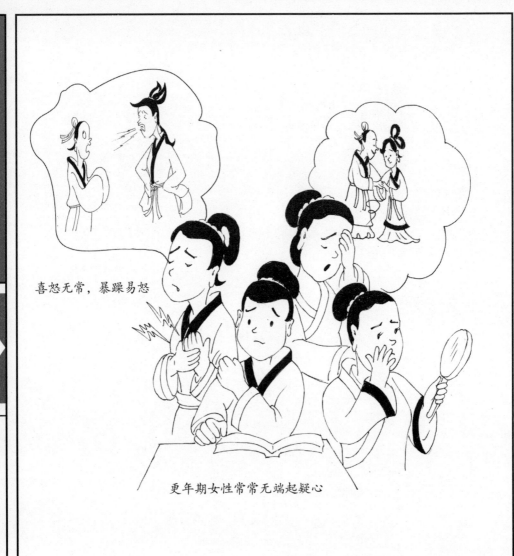

喜怒无常，暴躁易怒

更年期女性常常无端起疑心

女性由中年步入老年之间的过渡阶段，即称为更年期。更年期的女性比较突出的一点就是情绪变化很大，易失控，变化无常。

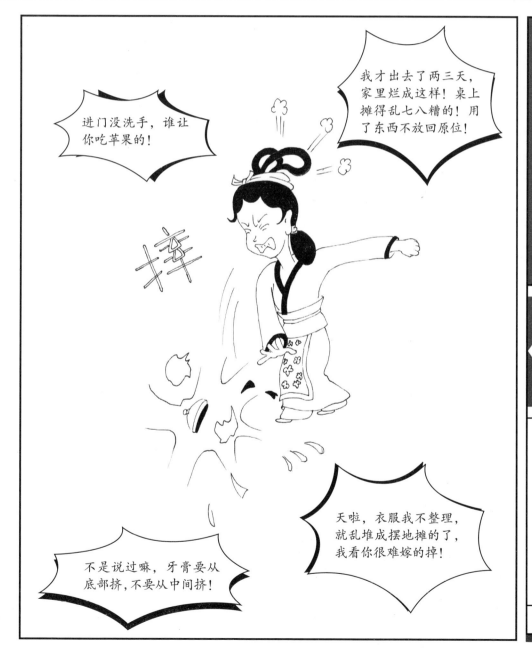

女性进入更年期的隐匿症状

　　更年期是女性生理和心理发生变化最大的阶段，会出现一系列隐匿症状。在这个特殊时期，女性朋友及时发现自己身体的变化，要学会建立健康的生活方式来应对更年期。

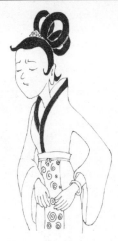

月经紊乱。更年期会出现月经间隔变长，月经不规律，没有任何先兆突然停经等月经紊乱表现。

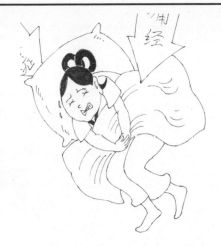

潮热。午后脸颊发红，胸部、颈部、脸部经常感到热浪滚滚，并伴有出汗。

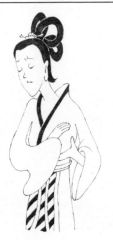

盗汗、失眠、心悸。突然觉得心跳加快，又找不出原因。

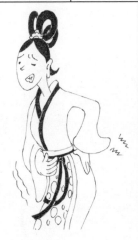

腰背疼痛。由于骨质流失，可能造成腰酸背痛。

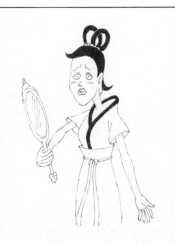

皮肤变得干燥、皱纹增加，头发变白、干枯，产生口干舌燥等症状。

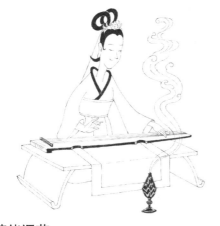

情绪调节

更年期的女性易出现紧张、抑郁、烦躁等问题。为舒缓这些不良情绪，应保持心态乐观。

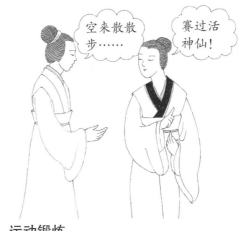

空来散散步……

赛过活神仙！

运动锻炼

适当运动锻炼，预防疾病发生。但不宜选择剧烈运动，可选择散步、慢跑、游泳等。

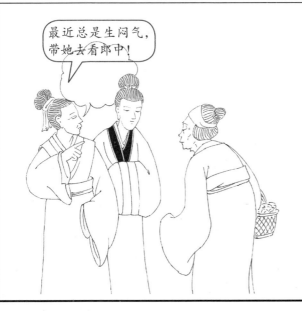

最近总是生闷气，带她去看郎中！

注意定期体检

更年期是很多疾病的高发期，应定期进行妇科检查，以便做到早发现，早治疗。

女性更年期，饮食三防四要

一、防止贫血。二、防止营养缺乏及发胖。三、防止血压升高。四、要调养肠胃。

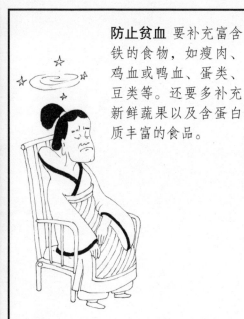

防止贫血 要补充富含铁的食物，如瘦肉、鸡血或鸭血、蛋类、豆类等。还要多补充新鲜蔬果以及含蛋白质丰富的食品。

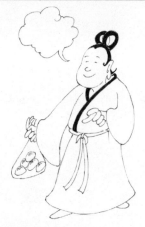

防止营养缺乏及发胖 少吃动物脂肪和胆固醇高的食物，避免体重增加。多吃杂粮和蔬菜，控制油脂和糖类，不要吃得过饱。

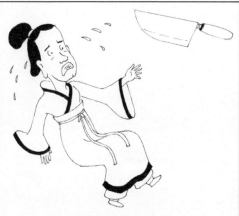

防止血压升高 要选择富含 B 族维生素的食物，如粗粮、瘦肉、牛奶、蔬果等。同时，要注意低盐饮食，少吃刺激性食物。

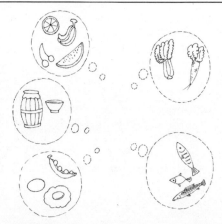

调养胃肠 要对胃肠功能加以调养，饮食以清淡、易消化、有营养为宜。多吃蔬菜、水果，不宜食用辛辣、刺激的食物。

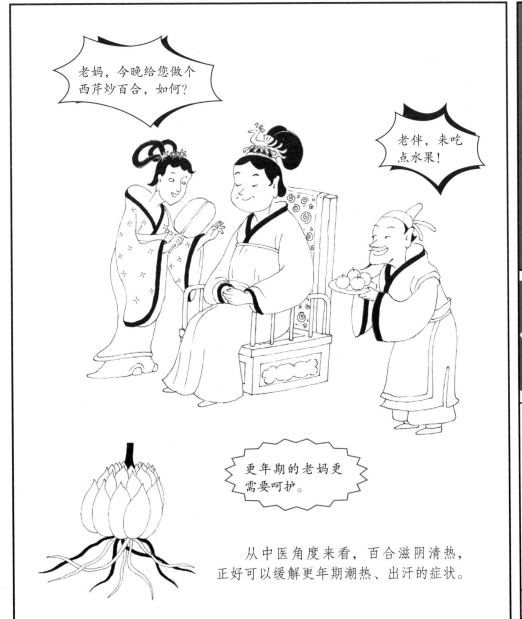

从中医角度来看，百合滋阴清热，正好可以缓解更年期潮热、出汗的症状。

步入更年期，不用太在意，但也不能忽视它

　　更年期女性要懂得，更年期只是一个生命过程，不要太在意它，也不要忽视它的存在。人的一生好比一年四季，童年时期如春，青年如夏，中年如秋，老年如冬。难道人到了而立之年，就觉得冬天不美了吗？

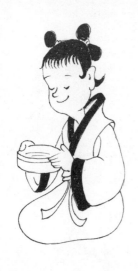

女性进入更年期，首先要在心理上接受它并占胜它。

童年

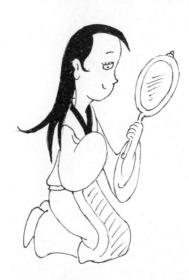

青少年

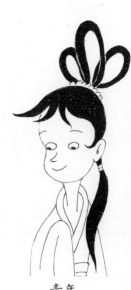

青年

更年期就像青春期一样，只是人的一个生命过程。要用平常心对待，既不在意，也不忽视。

更年期不过是一种自然现象，由于激素水平降低所致，不是什么严重问题，伴随着的症状慢慢调理会平稳度过这个时期。

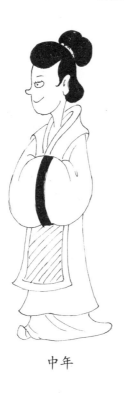

中年

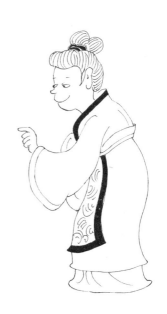

老年

步入 40 不惑之年，经历风雨、饱经世故，更年期更是女人的黄金时期，经济多半独立，子女逐渐成人。因此，需要认识自己，善待岁月沉香带来的睿智，放眼望去，顺其自然、淡定从容、沉稳坚强。

更年期，照样过得很惬意

听听舒缓的音乐，享受一下慢跑、瑜伽、游泳等运动带来的全身心放松状态，抑或约上好友来一场说走就走的旅行。世界很大，人很渺小，得知安然，失之释然。

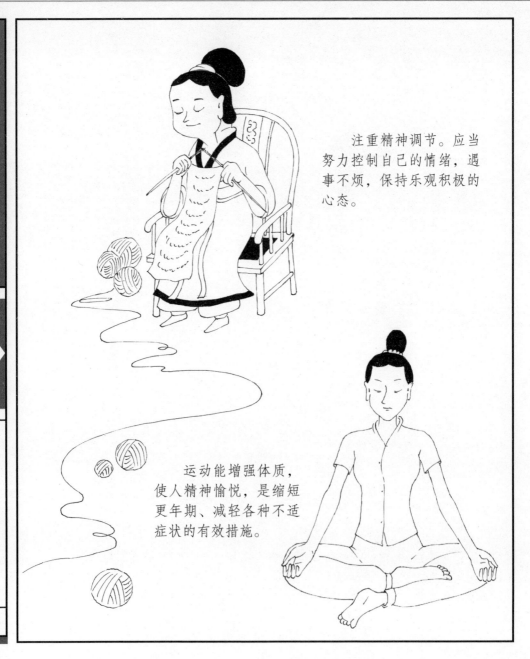

注重精神调节。应当努力控制自己的情绪，遇事不烦，保持乐观积极的心态。

运动能增强体质，使人精神愉悦，是缩短更年期、减轻各种不适症状的有效措施。

春分论体质养生

春分养生，不同的体质对应的饮食也不同。

平和体质，就是人们说的正常体质，春分养生只要注意饮食搭配合理就可以了。

平和体质○阴阳调和

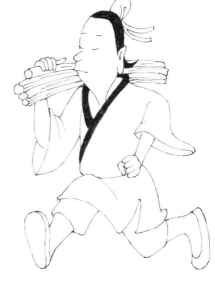

气虚体质○元气不足

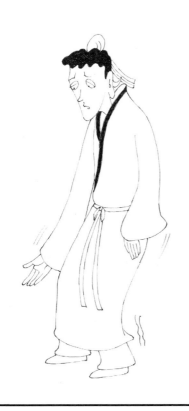

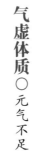

气虚体质，表现为虚弱，感到疲劳，常出虚汗，容易感冒。除了饮食上调养，还应适量多运动，因为运动对补气有作用。

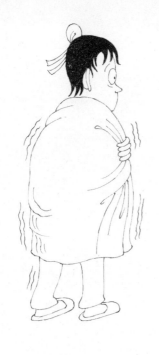

阳虚体质○阳气不足

  阳虚体质，表现为手足怕冷，胃部怕冷。春分本来应是阴阳平衡的时期，但阳虚之体，阳弱不能与阴平衡，容易发生腹泻，应该科学膳食，注意温补。

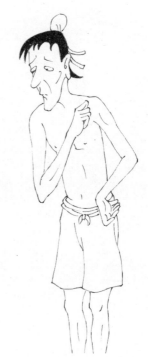

阴虚体质○阴液虚亏

  阴虚体质，表现为皮肤干燥，手脚心发热，脸潮红，眼睛干涩，口易渴，大便易干结。可多吃点鸭肉莲藕汤、百合、芝麻。

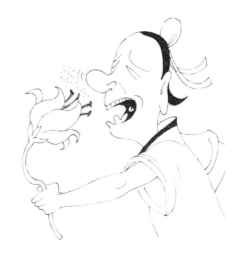

特禀体质〇先天失常

过敏体质，易起荨麻疹，易过敏，皮肤一抓就红。这种体质的人应该少吃海鲜与辛辣刺激之物，少饮白酒。

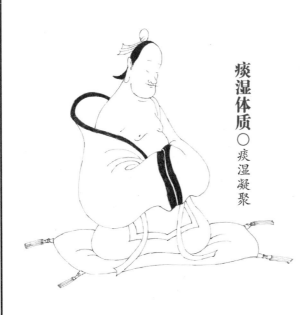

痰湿体质〇痰湿凝聚

痰湿体质，表现为人较肥胖，感觉肢体困重。该体质的人应多吃点冬瓜、萝卜、海藻、海带和薏米。

气郁体质〇气机郁滞

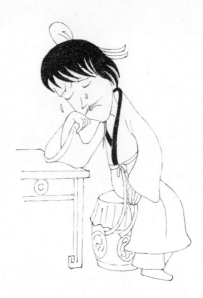

气郁体质，表现为情绪低落，易失眠。可以喝小柴胡汤、黄花菜鸡蛋汤、麦片牛奶。春分时节，郊游踏春很有效果。

血瘀体质〇血行不畅

瘀血体质，表现为有黑眼圈，女性痛经，年龄大的人血液黏稠，皮肤易出现瘀血斑点。适合吃一些紫菜、海藻、黑豆、柚子、山楂。

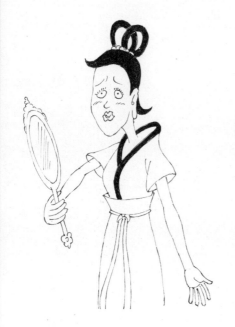

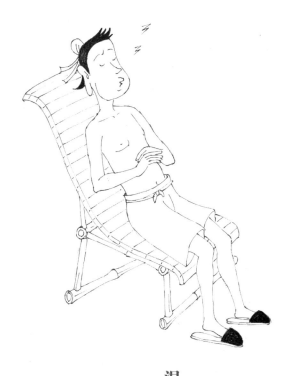

湿热体质○湿热内蕴

　　湿热体质，表现为易生粉刺和暗疮，有口臭，小便黄。可适量吃冬瓜、西瓜、芥菜、黄瓜、苦瓜、通心菜。

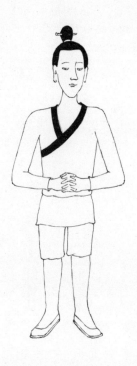

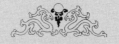

第四章

按摩导引吐纳

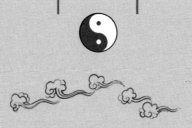

老子按摩法四十九势

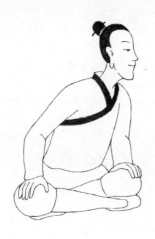

第一势

坐式，将两手按在大腿上，左右扭转身躯 14 次。

第二势

坐式，两手搓热后，快速摩擦两膝，同时左右扭转两肩 14 次。

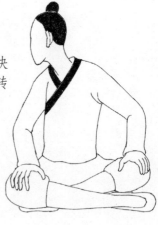

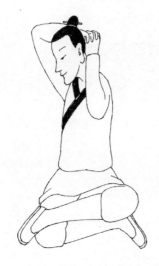

第三势

坐或立式，两手抱头，同时左右扭转腰部 14 次。

老子按摩法又称"太上混元按摩法"，据说是老子自创的一套健身功。较早见于唐孙思邈的《备急千金要方》，其共有四十九势，它主要是通过运动全身各部肌肉，将意念与动作相结合，以达到强身健体的功效。

第四势

坐或立式，分别用左、右手掌心摩擦颈椎，随后左、右摇头各 7 次。

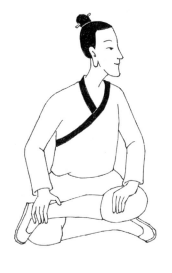

第五势

坐或立式，一手抱头，另一手托膝，弯腰伸直 3 次，左右姿势相同。

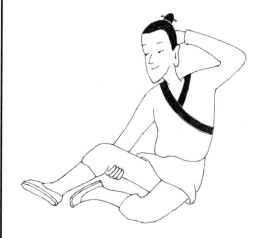

第六势

坐或立式，两手托头，向上推举 3 次。

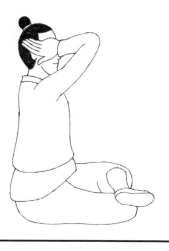

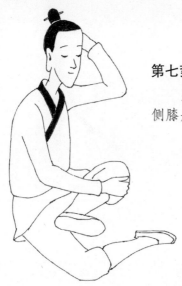

第七势

坐式，一手托头，另一手托同侧膝关节向上抬3次，左右相同。

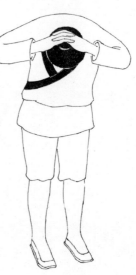

第八势

立式，两手挽头向下，同时双足用力踩地3次。

第九势

坐或立式，两手交叉相握，抬手过头顶，向左右转动身体3次。

第十势

坐或立式，两手交叉掌心向外，朝前连推3次。

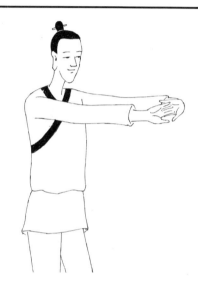

第十一势

坐或立式，两手交叉，用掌心摩擦胸前3次。

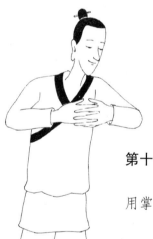

第十二势

坐或立式，曲腕、肘，以肘部击肋部，左右交替3次。

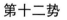
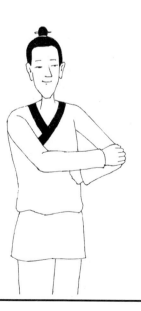

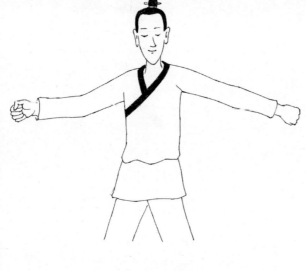

第十三势

坐或立式，左手向左前方，右手向右后方，或左手向左后方、右手向右前方尽力伸拔，左右交替3次。

第十四势

坐或立式，单手轻拉颈项3次，左右相同。

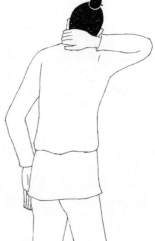

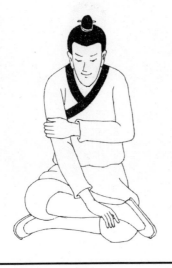

第十五势

坐式，先将右手背置同侧膝上，左手拉右肘部，使右手翻转，以掌心覆左膝上，再翻回原状，反复3次，左右换手亦做3次。

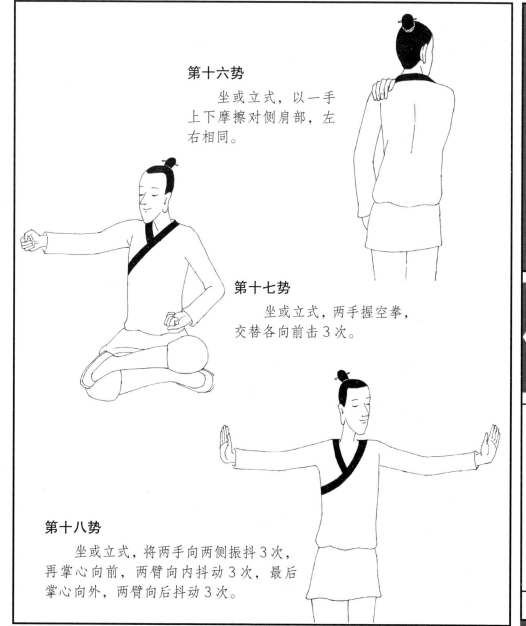

第十六势

　　坐或立式，以一手上下摩擦对侧肩部，左右相同。

第十七势

　　坐或立式，两手握空拳，交替各向前击3次。

第十八势

　　坐或立式，将两手向两侧振抖3次，再掌心向前，两臂向内抖动3次，最后掌心向外，两臂向后抖动3次。

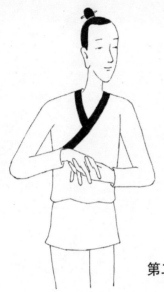

第十九势

坐或立式，两手交叉，反复绕转左右手腕关节各7次。

第二十势

坐或立式，两手相扣反复绕转十指关节各3次。

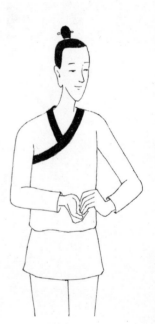

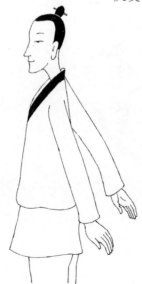

第二十一势

坐或立式，两手向后晃动3次。

第二十二势

坐或立式，两手交叉于腹前，使肘关节上下反复扭转，同时配合呼气，以呼气10次为度。

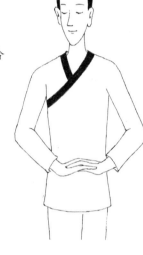

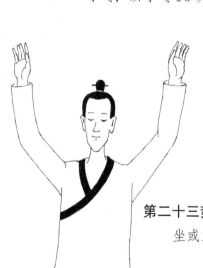

第二十三势

坐或立式，两手向上抬举3次。

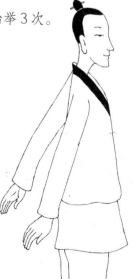

第二十四势

坐或立式，两手向后晃动3次。

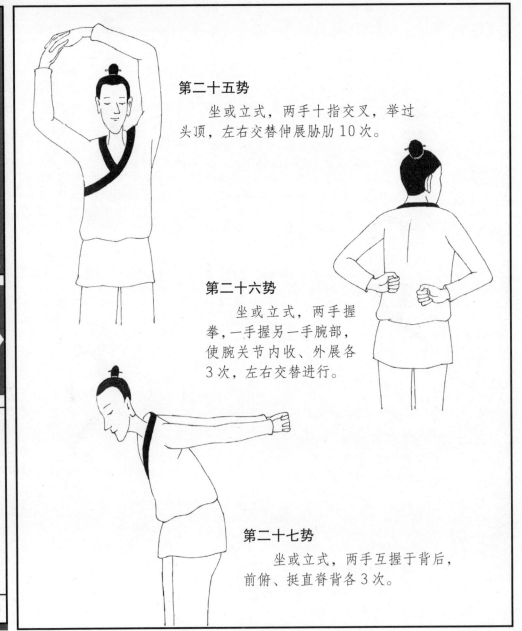

第二十五势

坐或立式，两手十指交叉，举过头顶，左右交替伸展胁肋 10 次。

第二十六势

坐或立式，两手握拳，一手握另一手腕部，使腕关节内收、外展各 3 次，左右交替进行。

第二十七势

坐或立式，两手互握于背后，前俯、挺直脊背各 3 次。

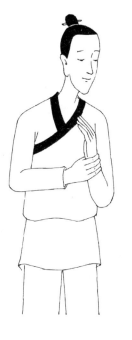

第二十八势

坐或立式，一手掌握另一手腕部，使腕关节内收、外展各3次，左右交替进行。

第二十九势

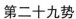

坐或立式，两手掌心向下，平放在前，再向上耸肩3次。

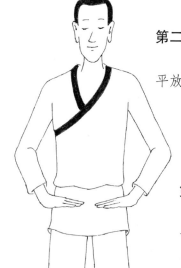

第三十势

坐或立式，两臂抬起，十指交叉，掌心向下，再横向分开两手，分别向左和右横扫各3次。

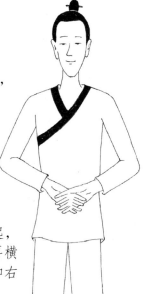

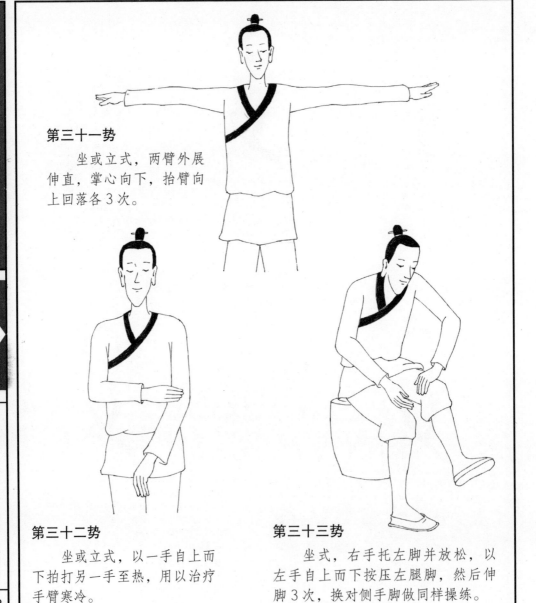

第三十一势

坐或立式，两臂外展伸直，掌心向下，抬臂向上回落各3次。

第三十二势

坐或立式，以一手自上而下拍打另一手至热，用以治疗手臂寒冷。

第三十三势

坐式，右手托左脚并放松，以左手自上而下按压左腿脚，然后伸脚3次，换对侧手脚做同样操练。

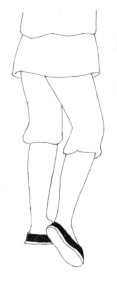

第三十四势

坐或立式，两脚交替前后转动各 3 次。

第三十五势

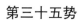

坐或立式，两脚交替左右转动各 3 次。

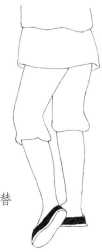

第三十六势

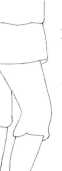

坐或立式，两脚再交替前后转动各 3 次。

第三十七势

立或坐式，两腿交替伸直 3 次。

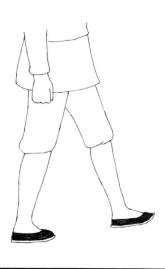

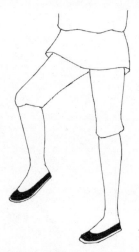

第三十九势

立式，两腿向外、内各振腿 3 次。

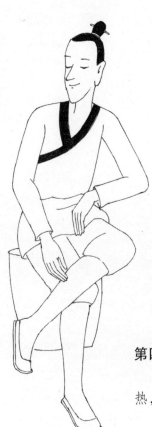

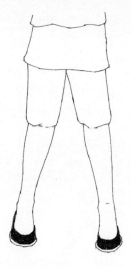

第三十八势

坐或立式，左右交替扭转大腿各 3 次。

第四十势

坐式，以手拍打腿足至热，用以治疗腿足寒冷。

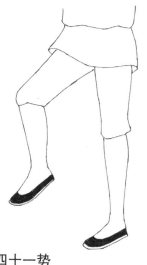

第四十一势

坐或立式，扭转大腿数十次；然后跺脚3次。左右交替进行。

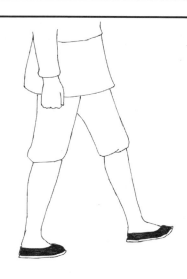

第四十二势

立式，两脚交替前伸3次。

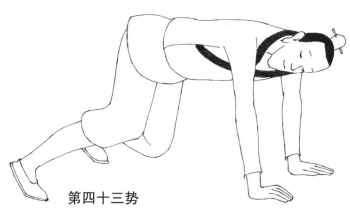

第四十三势

立式，两手按地，像虎一样蹲踞在地上，并左右扭肩各3次。

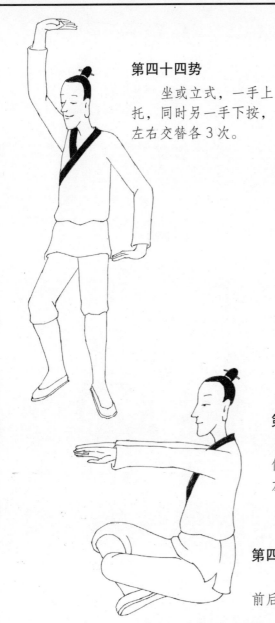

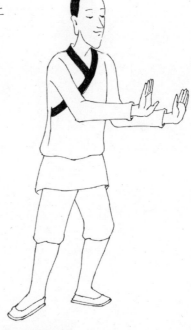

第四十四势

坐或立式，一手上托，同时另一手下按，左右交替各3次。

第四十五势

坐或立式，以双手及肩背做如推山、负重、拔树木般动作，左右各3次。

第四十六势

坐或立式，放松两手，前后交替伸直各3次。

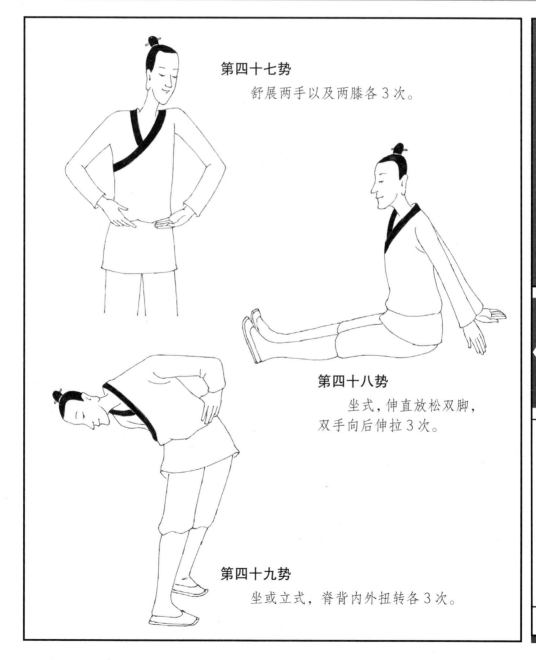

第四十七势

舒展两手以及两膝各3次。

第四十八势

坐式，伸直放松双脚，双手向后伸拉3次。

第四十九势

坐或立式，脊背内外扭转各3次。

天竺国按摩

图解百姓天天养生丛书

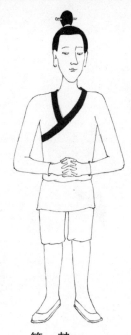

第一势

　　两手相握，两手相互转动按摩，如洗手状。

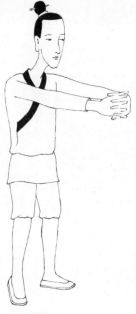

第二势

　　两手十指交叉，掌心朝前推出，再反转掌心向胸收回，共做30次。

第三势

　　先将两掌心搓热，再用掌心快速搓摩右腿及内外两侧共30次；然后再用同样的方法快速搓摩左腿及内外两侧30次。

天竺国按摩法是一套由18节动功组成的保健功法。练习者可通过一系列的导引动作，达到理气活血、疏通经络、祛病强身之效。本功法较早见于唐代孙思邈的《备急千金要方》，名为"天竺国按摩"。

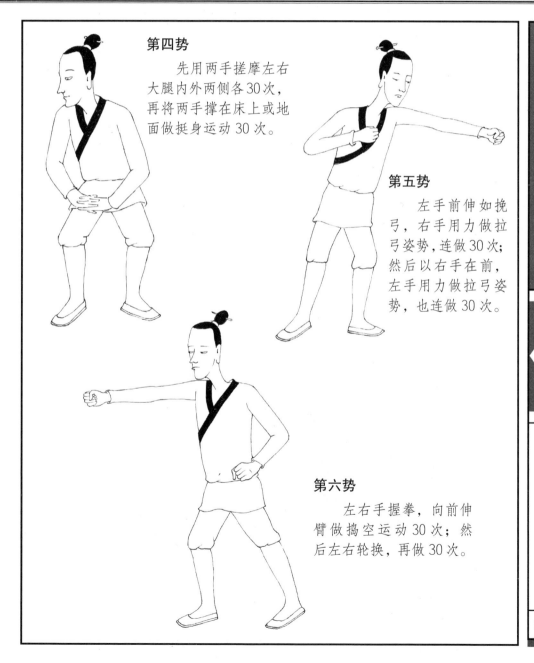

第四势

先用两手搓摩左右大腿内外两侧各30次，再将两手撑在床上或地面做挺身运动30次。

第五势

左手前伸如挽弓，右手用力做拉弓姿势，连做30次；然后以右手在前，左手用力做拉弓姿势，也连做30次。

第六势

左右手握拳，向前伸臂做捣空运动30次；然后左右轮换，再做30次。

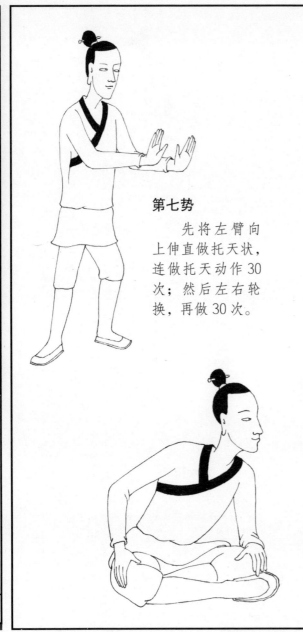

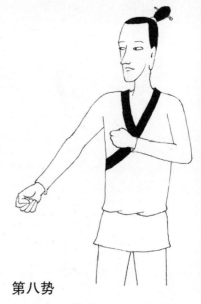

第七势

先将左臂向上伸直做托天状，连做托天动作30次；然后左右轮换，再做30次。

第八势

左手握拳，向左伸臂，做顿击动作30次；然后左右轮换，再用右手顿拳30次。

第九势

盘腿平坐，身体左倾，做出周肩推山的动作，再恢复正坐，一正一斜，连做30次；然后以同样的方法做右斜身30次。

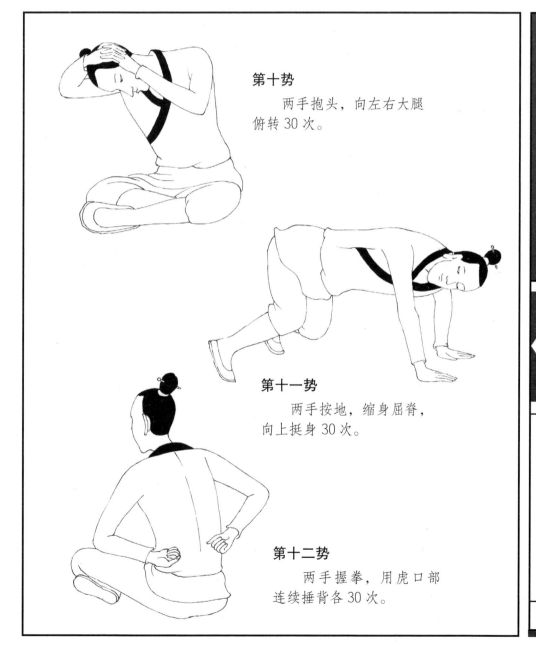

第十势

　　两手抱头，向左右大腿俯转 30 次。

第十一势

　　两手按地，缩身屈脊，向上挺身 30 次。

第十二势

　　两手握拳，用虎口部连续捶背各 30 次。

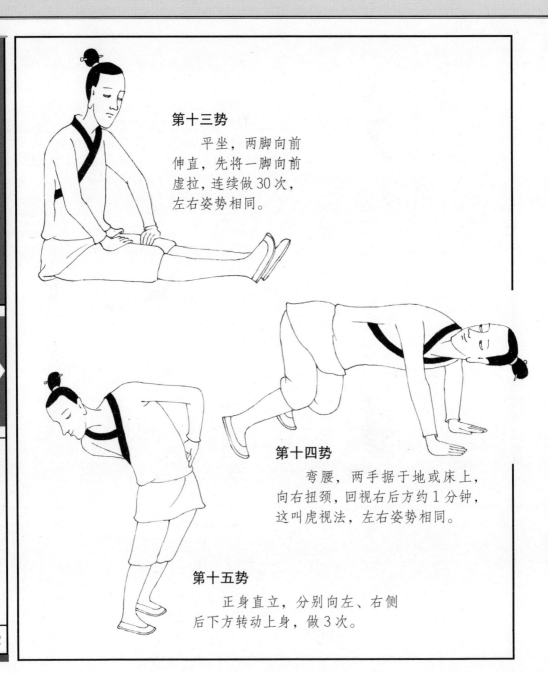

第十三势

平坐，两脚向前伸直，先将一脚向前虚拉，连续做 30 次，左右姿势相同。

第十四势

弯腰，两手据于地或床上，向右扭颈，回视右后方约 1 分钟，这叫虎视法，左右姿势相同。

第十五势

正身直立，分别向左、右侧后下方转动上身，做 3 次。

第十六势

平坐，两手十指交叉，先用左脚踏掌指9次，然后将左脚收回，再换右脚。

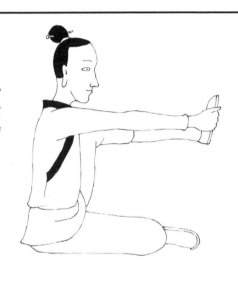

第十七势

直立，两手叉腰，左右足分别向前做踏空动作9次。

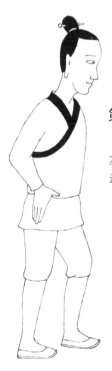

第十八势

平坐，伸两脚，用左手钩住左脚并置于右膝上，用左手按住，左右姿势相同。

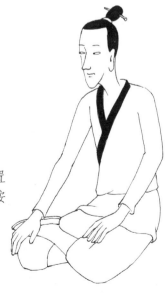

吐纳导引六字诀

肝有疾病

会觉得眼睛疼痛，愁闷不乐，用嘘气法。

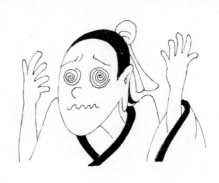

心有疾病

心在五脏为舌，人体如果心火过盛，就会口干舌燥。吐气时发"呵"音，自然而然地减除心火。

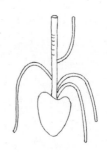

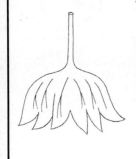

脾脏有病

脾与七窍中的唇相连。人体若脾脏过热，就会嘴唇焦干。如果在吐气时发"呼"音，可以加强脾胃的消化吸收功能。

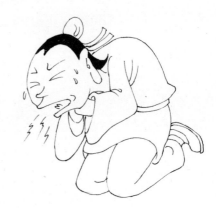

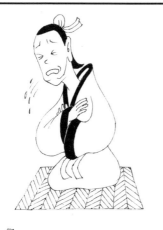

肺部有病

　　肺与五脏相连，若肺部受到风邪入侵，就会出现鼻塞、流涕等症状。吐气时发"呬"音，可以润泽肺腑。

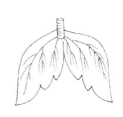

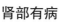

肾部有病

　　肾与七窍中的耳相连。人体若出现肾气虚，肾水亏损的情况，就会导致耳聋。吐气时发"吹"音，可以使肾气旺盛。

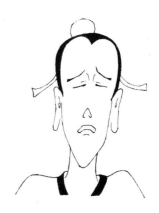

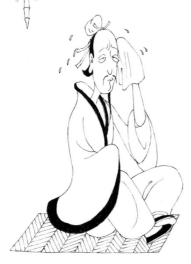

三焦有病

　　如果三焦出现疾患，会影响五脏的正常运作。吐气时发出"嘻"音，可以解除三焦烦热。

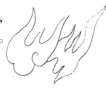

明代太医龚延贤在其医书《寿世保元》中表明："六字气诀，治五脏六腑之病。其法以呼字而自泻祛脏腑之毒气，以吸字而自采天地之清气以补之，当日小验，旬日大验，年后万病不生，延年益寿。"

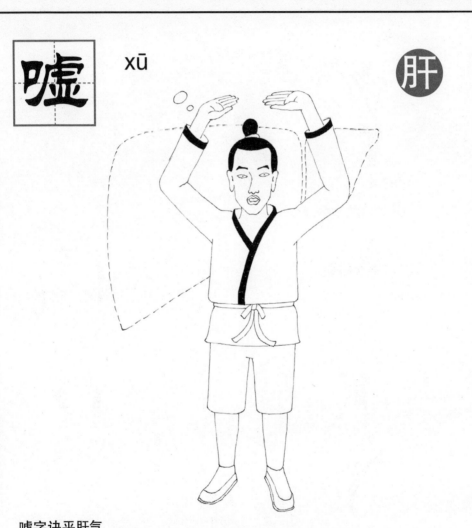

嘘 xū 肝

嘘字诀平肝气

动作：两脚自然站立；两手推上头顶；两眼自然平视；两唇咬出如嘘尿；观想肝气"嘘"出（祛肝火）；开口自然含一口气，吞入丹田（补肝气）。

口型：两唇微合，舌尖向前并向内微缩，上下齿有微缝。

对治：眼疾、肝病、胸闷、食欲不振、两目干涩、头目眩晕等症。

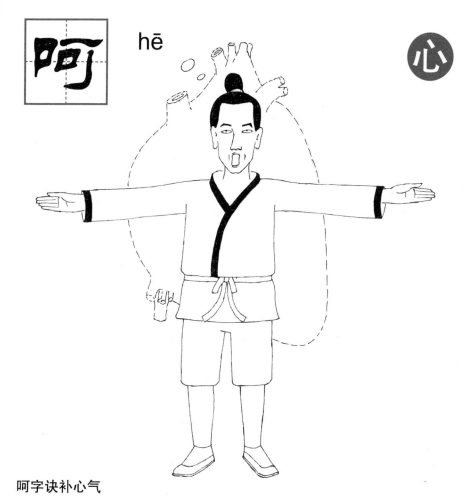

呵 hē

心

呵字诀补心气

　　动作：两脚自然站立；两臂打开与肩平齐；两眼自然平视；口张开上下唇内扣、两颊内凹如酒窝；观想心气"呵"出（祛心烦）；开口自然含一口气，吞入丹田（补心气）。

　　口型：半张，舌顶下齿，舌面下压。

　　对治：心悸、心绞痛、失眠、健忘、盗汗等心经疾患。

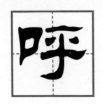 hū

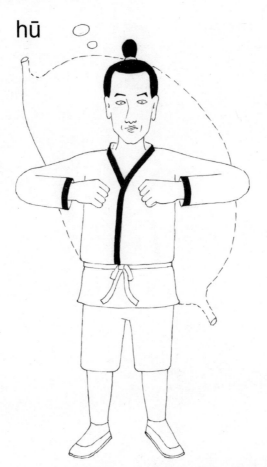

脾

呼字诀培脾气

动作：两脚打开与肩同宽；两手侧张握拳于胸；两眼自然平视；两唇轻闭留一小孔、鼓腮如吹气球；观想脾气"呼"出（祛脾热）；开口自然含一口气，吞入丹田（补脾气）。

口型：撮口如管状，舌向上微卷，用力前伸。

对治：腹胀、腹泻、四肢疲乏，食欲不振，肌肉萎缩、皮肤水肿等脾经疾患。

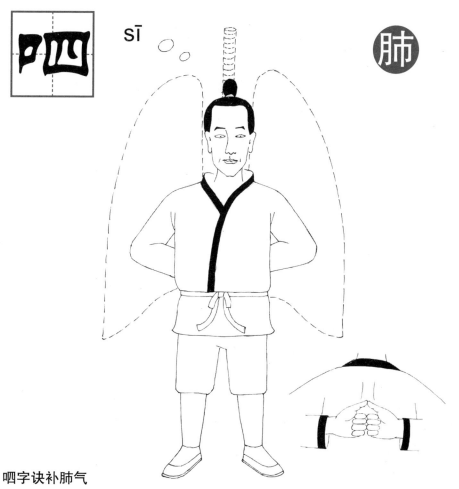

呬 sī　　　　　　肺

呬字诀补肺气

　　动作：两脚自然站立；两手后弯于背、挺胸、两拇指微微相触；两眼自然平视；两唇裂开、扣齿、微露齿；观想肺气"呬"出（祛肺火）；开口自然含一口气，吞入丹田（补肺气）。

　　口型：开唇叩齿，舌微顶下齿后。

　　对治：调理肺经，预防感冒、气短、咳嗽、哮喘等功效。

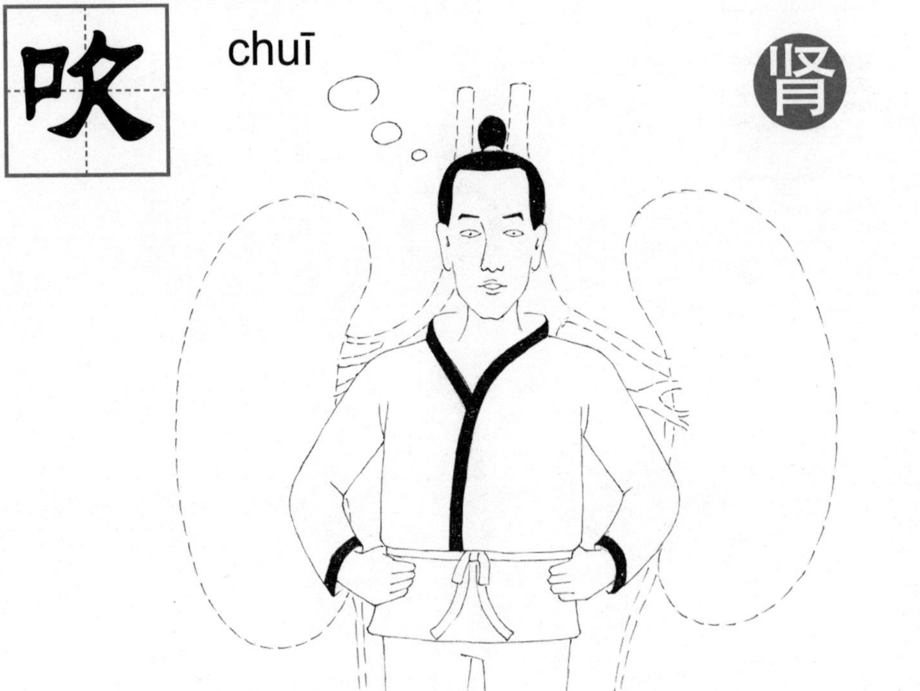

吹

chuī

肾

吹字诀补肾气

动作：双脚自然站立；两手叉腰四指按肾脏；两眼自然平视；上唇微抿，下唇内扣，如吹横笛；观想肾气"吹"出（祛肾寒）；开口自然含一口气，吞入丹田（补肾气）。

口型：为撮口，唇出音。

对治：腰膝酸软，盗汗遗精、阳痿、早泄、子宫虚寒等肾经疾患。

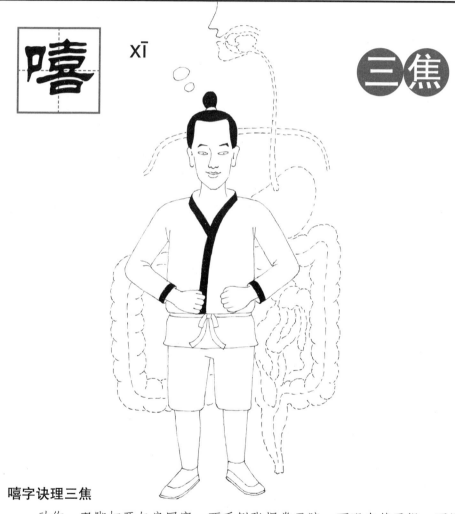

嘻 Xī

嘻字诀理三焦

　　动作：双脚打开与肩同宽；两手侧张握拳于脐；两眼自然平视；两唇微裂一缝、牙齿不扣不露如微笑；观想三焦气"嘻"出（祛三焦痛）；开口自然含一口气，吞入丹田（通三焦）。

　　口型：两唇微启，舌稍后缩，舌尖向下。

　　对治：由三焦不畅而引起的眩晕、耳鸣、胸腹胀闷、小便不利等疾患。